喝对汤

养出好体质

梁尹倩 中医师 ◎ 编著

U0782172

SPM
南方传媒
广东科技出版社
全国优秀出版社
· 广 州 ·

广东省版权局著作权合同登记号
图字：19-2023-072

图书在版编目（CIP）数据

喝对汤　养出好体质 / 梁尹倩编著. —广州：广东科技出版社，2024.1
　　ISBN 978-7-5359-8071-7

　　Ⅰ．①喝…　Ⅱ．①梁…　Ⅲ．①汤菜－食物养生　Ⅳ.①R247.1

中国国家版本馆CIP数据核字（2023）第066003号

喝对汤　养出好体质
He Dui Tang Yangchu Hao Tizhi

出　版　人：严奉强
责任编辑：李　旻　何钰怡
装帧设计：友间文化
责任校对：陈　静
责任印制：彭海波
出版发行：广东科技出版社
　　　　　（广州市环市东路水荫路11号　邮政编码：510075）
销售热线：020-37607413
https://www.gdstp.com.cn
E-mail: gdkjbw@nfcb.com.cn
经　　　销：广东新华发行集团股份有限公司
印　　　刷：广州市彩源印刷有限公司
　　　　　（广州市黄埔区百合三路8号　邮政编码：510700）
规　　　格：787 mm×1 092 mm　1/16　印张14　字数280千
版　　　次：2024年1月第1版
　　　　　2024年1月第1次印刷
定　　　价：88.00元

序

Preface

　　我是一名注册中医师，执业以来因有感于坊间很多中医理论被歪曲，所以开始在网上分享小文章，以深入浅出的方法讲解，让更多人明白中医理论绝非天马行空或深奥难懂，而是与我们的生活息息相关。

　　文章写多了，病人看多了，深感改善体质或治疗疾病要有良好的效果，必须靠生活及饮食上的配合。身兼妻子、母亲及医师等多重身份，我特别了解生活节奏急促的都市人，一方面时间有限，另一方面亦不太懂得如何正确地调理身体，于是引发我撰写这本养生工具书的念头。

　　我和中医的渊源与我的家庭有关。自中学三年级以后，我便入读国际学校，然后到美国升学，但因生于传统家庭，小时候生病会去看中医，习惯喝苦茶并以糖冬瓜或山楂饼搭配；青春期时妈妈会煮南枣水给我做月经后的调补；熬夜学习时爸爸会准备花旗参茶为我身体清热。可以说，我在传统中医的熏陶中长大。

　　中医理论提及"上医治未病"，说明生病后服药医治，始终不及改变日常的生活习惯来得全面及有效，而饮食与自己身体体质相配合更会让养生效果事半功倍。

　　自踏上中医学习之路，我发现原来从小学会的中国传统智慧都是由中医理论演变而来的。接触的病人多了，更发现许多现代年轻人或在外国长大的华人都不懂这些传统智慧。

我反复思量：如何让大家了解这些中国传统智慧，并把这些简单的养生原则融入生活呢？其实，日常的简单饮食保健就是一种打造更强健体格并有效预防生病的方法！所以即使工作及生活再忙碌，我都特别注意自己及家人的饮食健康，会留意他们是否出现特别的症状，如口臭、便秘、胃胀气、容易疲倦或睡眠不安稳等，若有，我下班后就会到街市买简单的新鲜食材，搭配出快捷、美味的保健汤水为家人调理身体。

　　在这本书中，针对8种不同体质，我推介了61道美味保健汤水。而如何分辨体质，学会留意自己身体发出的信号，按自己体质决定什么一定不能吃，什么可以多吃，这些中医养生的基本功，在本书中一并教给您。希望这本不一样的养生工具书，可以帮助大家改善体质，远离都市病，获得身心健康！

梁尹倩

目 录
Contents

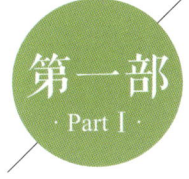

第一部
· Part I ·

先了解你的体质

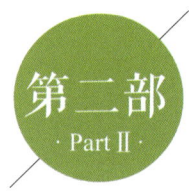

第二部
· Part II ·

61道适合繁忙都市人的简易汤水

第三章　从饮食改善体质

第四章　每日一汤，调理体质

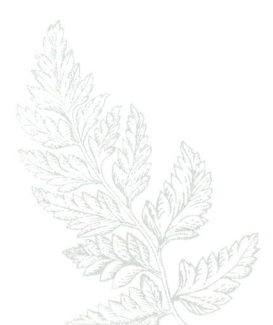

🍲 **气滞体质**

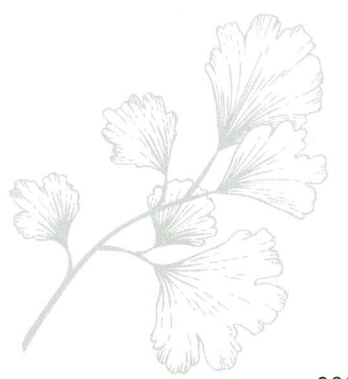

气虚体质

血虚体质

阴虚体质

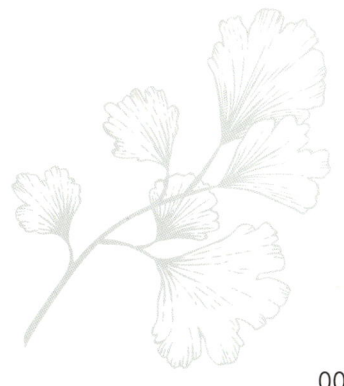

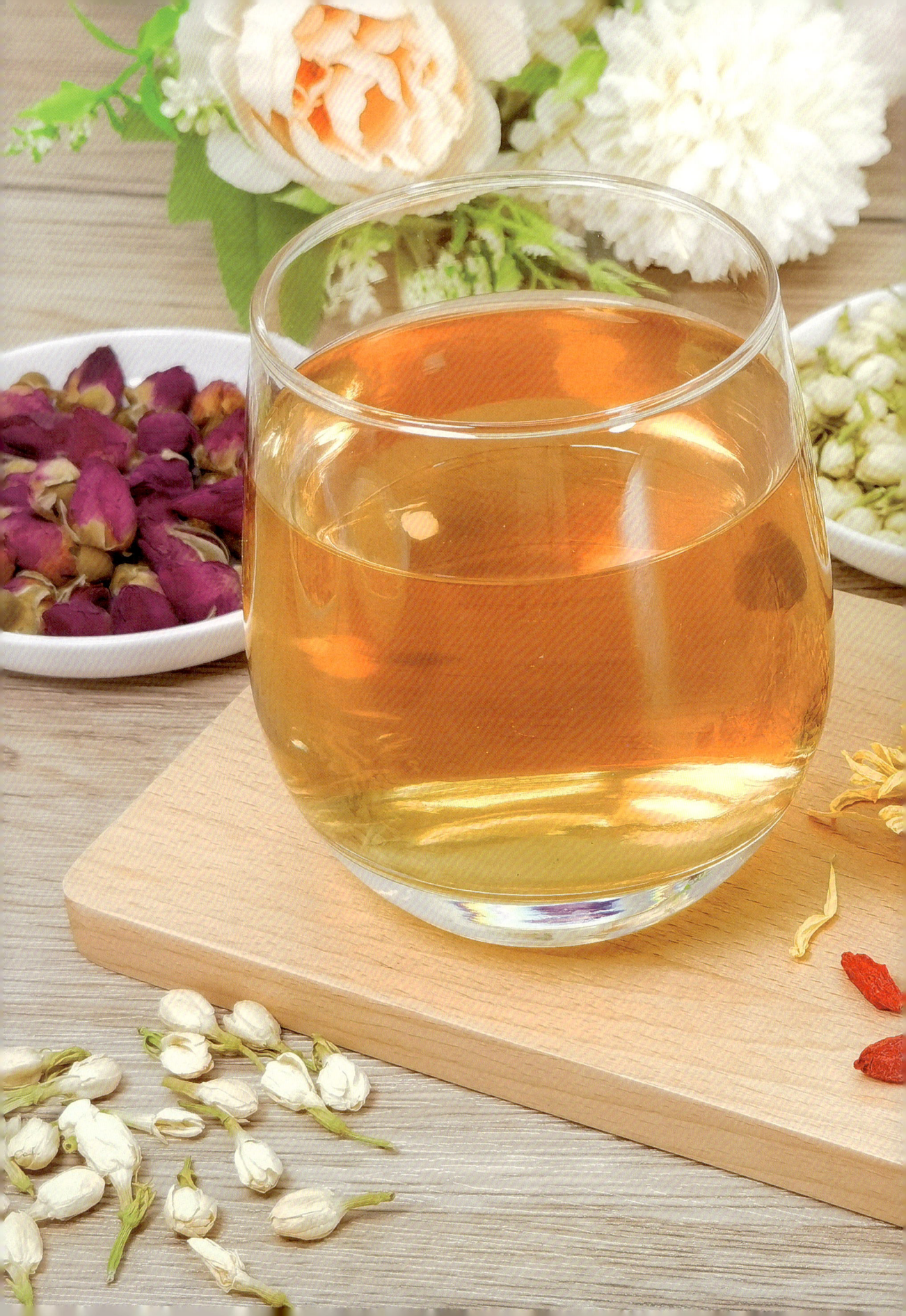

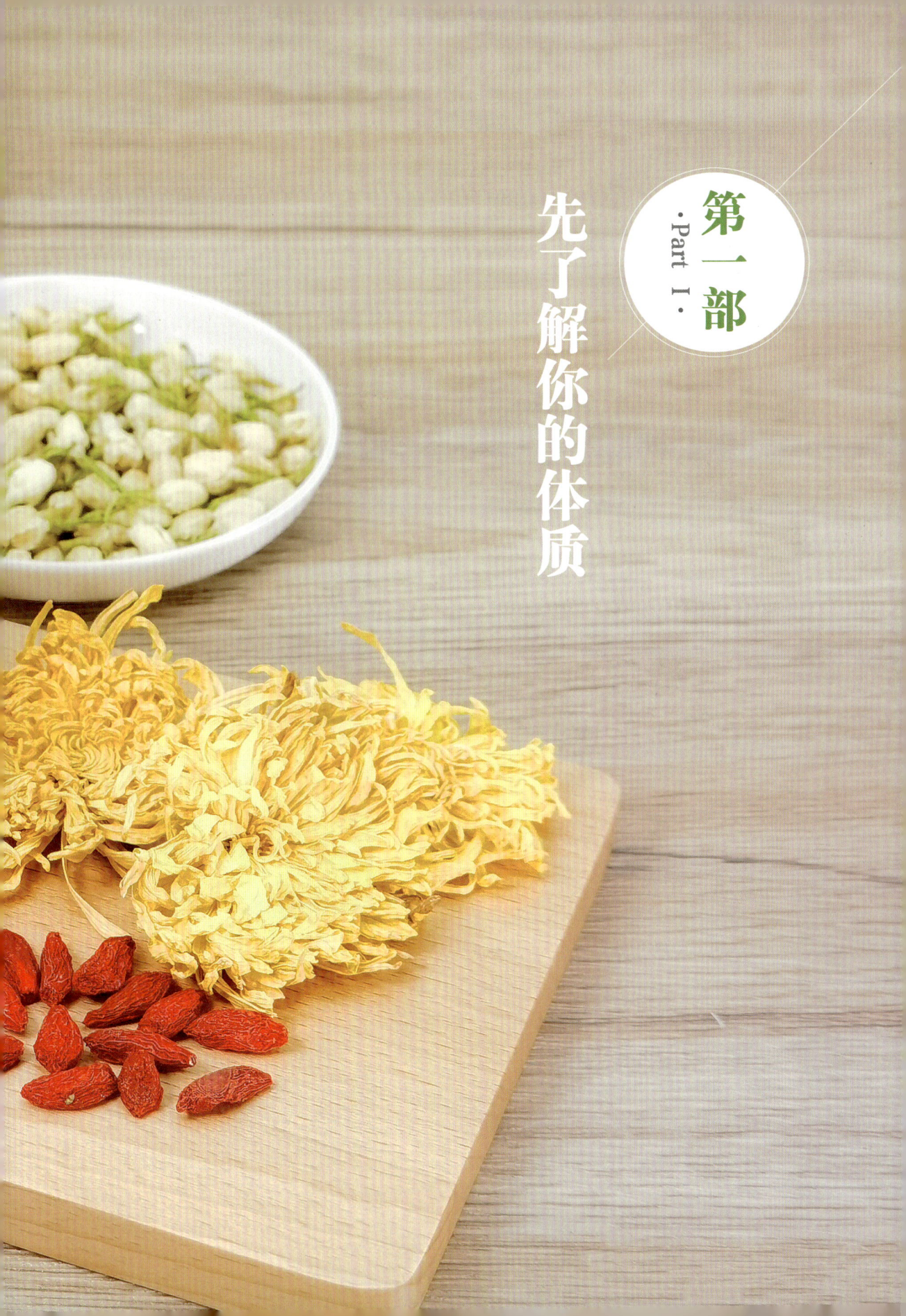

第一部
· Part 1 ·

先了解你的体质

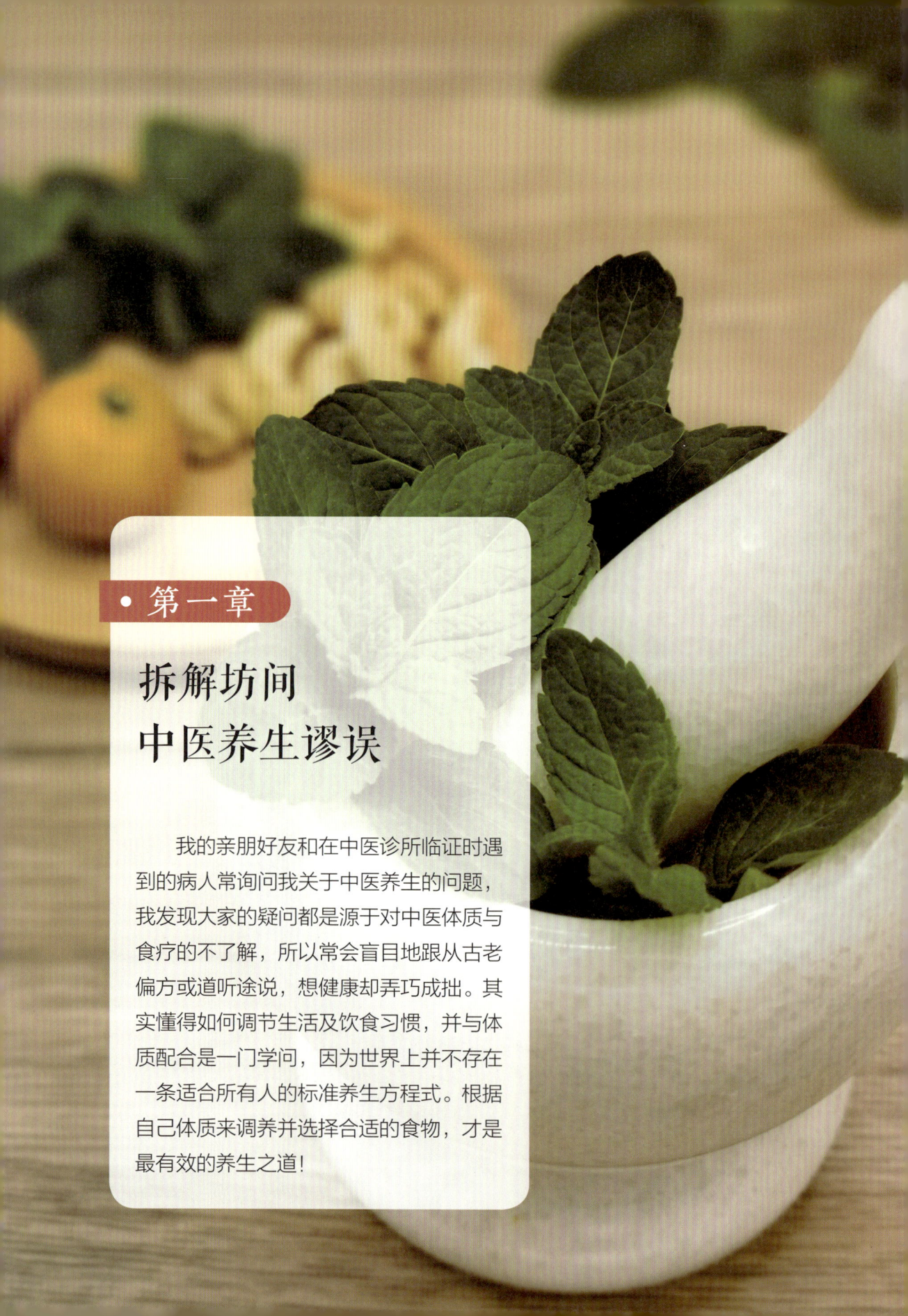

第一章

拆解坊间
中医养生谬误

　　我的亲朋好友和在中医诊所临证时遇到的病人常询问我关于中医养生的问题，我发现大家的疑问都是源于对中医体质与食疗的不了解，所以常会盲目地跟从古老偏方或道听途说，想健康却弄巧成拙。其实懂得如何调节生活及饮食习惯，并与体质配合是一门学问，因为世界上并不存在一条适合所有人的标准养生方程式。根据自己体质来调养并选择合适的食物，才是最有效的养生之道！

🍲 谬误一

不辨体质吃偏方

> 我吃过一种治头痛的偏方，效果非常好，但为何介绍给另一个人吃，又未必有用？

其实这不代表偏方没用，只是中医认为每个人的体质都有独特性，所以就算患上同一种疾病，都会有不同的表现及转变过程。例如都是头痛，一位是遇到风吹而特别痛，另一位则是因为有压力而发，这并不是服用同一个药方就能解决的。

中医学重视整体观念，讲求辨证论治，通过"望、闻、问、切"系统地收集资料，经过专业分析，辨清病因、病邪性质、病位、正邪之间的关系，从而确定最合适的治疗原则与方法。

因此，为避免耽误病情，大家应该先留意自己身体表现出来的特征，认真了解食物及药物是否适合自己的体质，千万不要不辨体质和病因，盲目地跟从网络上的食谱或古老偏方等非专业意见。

🍲 谬误二

不辨体质进食过量"补品"

> 听朋友说牛奶炖花胶对身体很有益，所以我每天晚上都吃，感觉非常滋润，但为何总是觉得疲倦乏力、食欲差、大便稀烂？

大家应该都听过"少吃多滋味，多吃坏肚皮"这句谚语。任何食物，就算是对身体有益，过量进食都会影响身体健康。

牛奶性平，能滋润补虚，润肠；花胶性平，能滋阴补肾。气虚、痰湿及湿热体质者不宜食用牛奶炖花胶，容易胃部不适及消化不良者宜少食，阴虚体质者则可以每周服用1次。

其实身体疲倦乏力、食欲差、大便稀烂等表现，都是脾虚的症状，显示不能进食太多滋润食品，反而需要清淡、能健脾祛湿的汤水。大家只要懂得分析身体发出的信号，就不会"好心做坏事"，难为了脾胃。

🍲 谬误三
以为体质只有寒性或热性

> 我是寒性体质还是热性体质？中医师常说我"虚"，是什么意思？

这两个问题相信很多看过中医的人都会忍不住问。日常生活中我们经常误以为体质只有寒性或热性，但"寒""热"只是反映身体阴阳盛衰的依据之一。如当偏寒体质者与偏热体质者同时患上感冒，身体会出现不同的症状。但这不代表偏热体质者永远不会有寒，偏寒体质者永远不会有热。

若要更清楚了解自己的体质，还要知道什么是"寒、热、虚、实"。

※ 什么是"寒""热"？

"寒""热"偏盛的体质有以下特征：

寒性体质与热性体质的特征

寒性体质	热性体质
• 面色苍白 • 怕冷 • 偏喜暖饮 • 手脚易冰冷 • 身体局部疼痛，遇风寒后加剧 • 大便稀烂	• 面色偏红 • 眼干目赤 • 经常口干，想喝冷饮 • 嘴唇偏干 • 尿少、色黄 • 大便偏干、硬 • 容易便秘

※ 什么是"虚""实"？

虚，是不足的状态；实，是过多的状态。

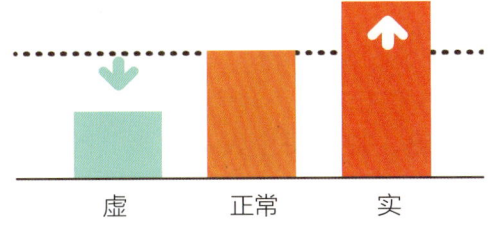

先把中医理论的经络比喻为道路、气血比喻为车辆：

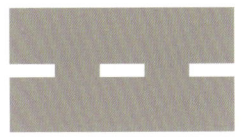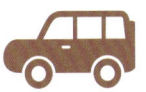

道路 = 经络　　　　车 = 气血

一条塞满车辆的道路就是"实"。体内呈现"实"的情况往往是由于气滞、血瘀、痰湿等邪气拥挤于内，故而形成一种过盛的现象，最后导致经络不通。

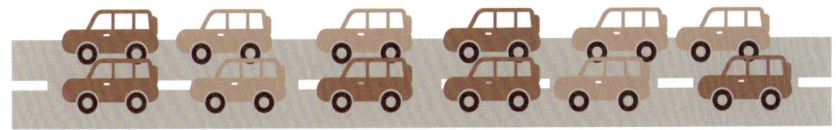

常见的"实"的体质有气滞、血瘀、痰湿、湿热。

一条没有车辆行驶的道路就是"虚"。体内呈现"虚"的情况往往是由于脏腑虚弱、气血亏虚，故而形成一种不足的现象，最后导致经脉得不到适当的濡养。

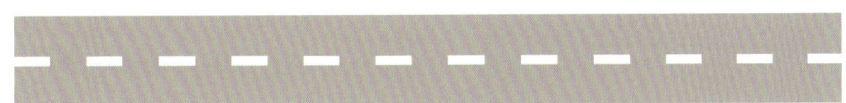

常见的"虚"的体质有气虚、血虚、阴虚、阳虚。

🍲 谬误四

乱喝凉茶泻火

> 从小就听到长辈说"上火"要喝凉茶，但又有人说凉茶不是人人都适
> 合喝，原因何在？

"热"分虚热和实热，并非每个人"上火"都需要喝凉茶。实热即我们常听见的湿热体质，湿热体质者适合喝凉茶之类为身体清热。但如果身体是虚热即阴虚体质，这只是暂时性"阴"不足，才使阳气相对偏盛，此时再饮用凉茶等寒凉物，就会破坏体内本来正常水平的阳气，让身体变虚弱，所以这不是一个真正能为身体"清热"的解决方法。虚热是"阴"不足，治本的方法应该是吃滋阴食物，让"阴"提高到与"阳"一样的水平，才能使体内阴阳平衡。

实热体质与虚热体质的分别

	实热体质	虚热体质
成因	• 常因感染风热、暑邪或平日饮食不节，过量服食辛辣燥热食物而成 • 阳邪入侵人体，导致出现阳气过盛的亢奋状态	• 常因久病、长期晚睡、情志不舒致阴气受损 • 脏腑失于滋养，阴分亏虚。"阴"少了，阳气相对偏盛，虚热因而内生
表现	• 发热、出汗、口渴、面红等	• 潮热、盗汗（睡眠中出汗，醒来后汗止）、五心烦热（两手心、两足心发热并自觉心胸烦热）等
饮食原则	• 以清热为主，每周最多喝2次凉茶	• 以滋阴为主，可饮用花旗参、石斛、麦冬等茶疗方

常开空调和喝祛湿茶为身体祛湿

> 什么是湿？春天一到，我就开空调除湿，又喝祛湿茶，但为何仍然感
> 到湿重、食欲不振？

春天天气潮湿，有时冒雨散步、坐湿草地，加上饮食不定时、暴饮暴食，都容易造成湿重。外湿加上内湿会额外加重脾胃负担，导致脾脏的消化吸收功能不能正常运作，体内湿邪偏盛，多余水分积聚体内，水湿不化，长此以往会形成湿性体质，人就容易胸闷或腹部胀满、没胃口、身体沉重、疲倦、水肿等。

有些人会开空调除湿，但被空调直接吹着，会导致皮肤毛孔开闭功能失常，影响排汗而阻碍脾胃的消化吸收功能，加剧湿邪积于体内。过低的温度会导致寒气过重，更会招惹寒邪入侵体内，形成"寒湿"。

坊间的祛湿茶如五花茶、二十四味凉茶等多具有清热解毒作用，所以湿热体质者可以喝祛湿茶以清热祛湿，但每周最多喝2次，而寒湿体质者不可以喝，因常饮用祛湿茶会让脾胃越来越虚，身体越喝越湿。谨记祛湿方法有很多种，但不是每个人的体质都适合喝凉茶或现成祛湿汤包，喝错了反而会越喝越累、越浮肿！切记要视自己的体质、身体反应小心饮用。

"寒""热"可以分别与"湿"结合，形成"寒湿""湿热"两种状态。

寒湿　春夏滂沱大雨湿气重，加上饮食不节，吃多了生冷食物如生鱼片、生蚝、冰冻啤酒等，会直接令脾胃受损。体内寒、湿过盛者，会出现腹泻的症状——泄泻清稀如水样状，忽然腹痛、肠鸣，伴随感冒症状如怕冷、发热、头痛、关节酸痛等。此时可饮用以下茶疗方为身体化湿、解表、散寒。

 厚朴花姜茶（一人分量）

材料　厚朴花6克、生姜3片、红茶6克、红糖适量。

做法　将厚朴花剪碎，与茶叶一起放入保温杯，用热水冲洗一遍，加入姜片，注入热水泡10分钟，最后加入红糖即可。

湿热 体味重的人多属湿热体质，伴随症状有大便不爽（大便排不净的感觉）、口臭等，女性常出现白带色黄伴有臭味。跟寒湿不一样，湿热的症状有烦躁，口舌、腋下生疮，口干，口苦，眼干，小便偏黄短赤等。这里推介一款简易清湿热茶为身体泻火除烦、生津利尿。

 ### 淡竹叶绿茶（一人分量）

材料 淡竹叶9克、绿茶叶1茶匙、蜜枣2枚。

做法 把淡竹叶和蜜枣剪碎，放入保温杯，用热水冲洗一遍，再加入绿茶叶和热水泡10分钟即可。此茶料能反复冲泡直至味淡，建议每周饮用2天。

寒湿体质与湿热体质的异同

寒湿体质	湿热体质
相同之处	
• 容易感到胸闷或腹部胀满 • 经常没胃口 • 身体感觉沉重，容易疲倦 • 眼睛、面部容易浮肿	
相异之处	
• 舌淡红，舌苔白腻 • 女性白带量偏多 • 手脚冰冷 • 怕冷 • 大便稀烂或如水状	• 舌偏红，舌苔偏黄腻 • 女性白带量偏多，色偏黄、味重 • 眼干目赤 • 口苦、口渴 • 大便偏软、质黏、异常臭，肛门有灼热感 • 小便量少，色偏黄 • 体味重 • 多面油，容易长痤疮

🍲 谬误六

夏天吃火锅，冬天吃雪糕

> 吃火锅时用冰冻啤酒爽口，不是中和了燥热吗？

炎炎夏日难免会一直想吃冰冻的食品或喝冷饮以解暑热，亦有喜欢挑战极限的人们喜欢夏日吃鸡煲、麻辣火锅等极端燥热食品。"我在室内，冷冷的，吃火锅有问题吗？""吃火锅时用冰冻啤酒爽口，不是中和了燥热吗？""我多数时间都在室内，为何会中暑呢？"在22℃的室内吃热辣辣的火锅确实会感觉很痛快，但上述只是自欺欺人的歪理。

"天人相应，顺应自然"——中医理论认为天人合一为中医养生的一大要点，人体会顺着大自然的气候变化做出适当的调整，但调整的能力是有限的。最有效的调理身体的方法，是要注意天气变化，尽量顺时而为。

"暑易伤气"，炎热天气可让人流汗过多、眼红、眼干、头昏、胸闷、心悸、口渴、欲吐等。饮食方面可以多吃消暑的西瓜、绿豆等。油腻、重口味食品会加重脾胃负担，应尽量避免食用。

为何中医都强调戒口？这是因为中医开的每服药都有其属性，目的是把病人体内的不平衡调整过来，但服药的同时也必须配合饮食，否则开了清热解毒药，病人又喝奶茶、吃鸡煲等热性食品，就等于浪费了药性。也切记不能自以为疯狂吃寒凉食品就能平衡体内的热，因这不仅不能很好地清除内热还会让脾胃受罪。

除按自己体质决定什么要多吃外，还要知道什么一定不能吃，否则吃什么食物调理也没有用！

健康的秘诀就是阴阳平衡

先天体质主要遗传自父母，但体质也容易受其他因素影响，随时会根据人的日常生活作息、饮食习惯、工作性质、待人接物态度、居住环境及气候等因素而转变。正如偏寒体质者与偏热体质者患上感冒，身体会出现不同的症状，但这并不代表偏热体质者永远不会有寒，偏寒体质者永远不会有热。

健康的秘诀就是阴阳平衡。平和体质是最理想的健康体质类型，因为平和体质体内阴阳调和、气血旺盛，整个人会展现出亮丽的光彩，并且精力充沛、心理素质良好及不容易生病。

奈何都市人多饮食不节，再加上家庭及工作等精神压力影响，平和体质实属少见。但当我们开始留意身体表现出来的特征，知道自己体质的偏性，根据中医养生之道将寒热属性和功效不同的食物运用于日常饮食中，懂得避重就轻，加上正确的养生保健，就能调和身体至平和体质，从而达到平衡的状态。

体质调养方程式

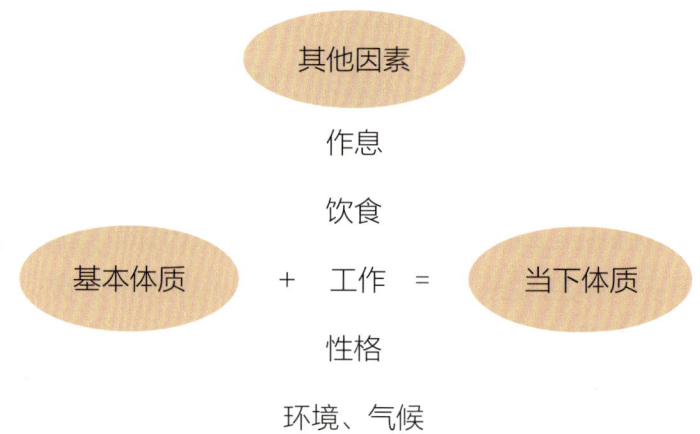

中医小知识

"阴" "阳"

"阴"是指体内的水液、血液、营养等濡养身体脏腑的物质。这些物质需依靠"阳"的启动来转化及运输，以供给身体所需。简单来说，"阴" "阳"需互相依靠才能维持生命。任何一方过盛或不足，都会让体内出现不平衡甚至生病的状态。

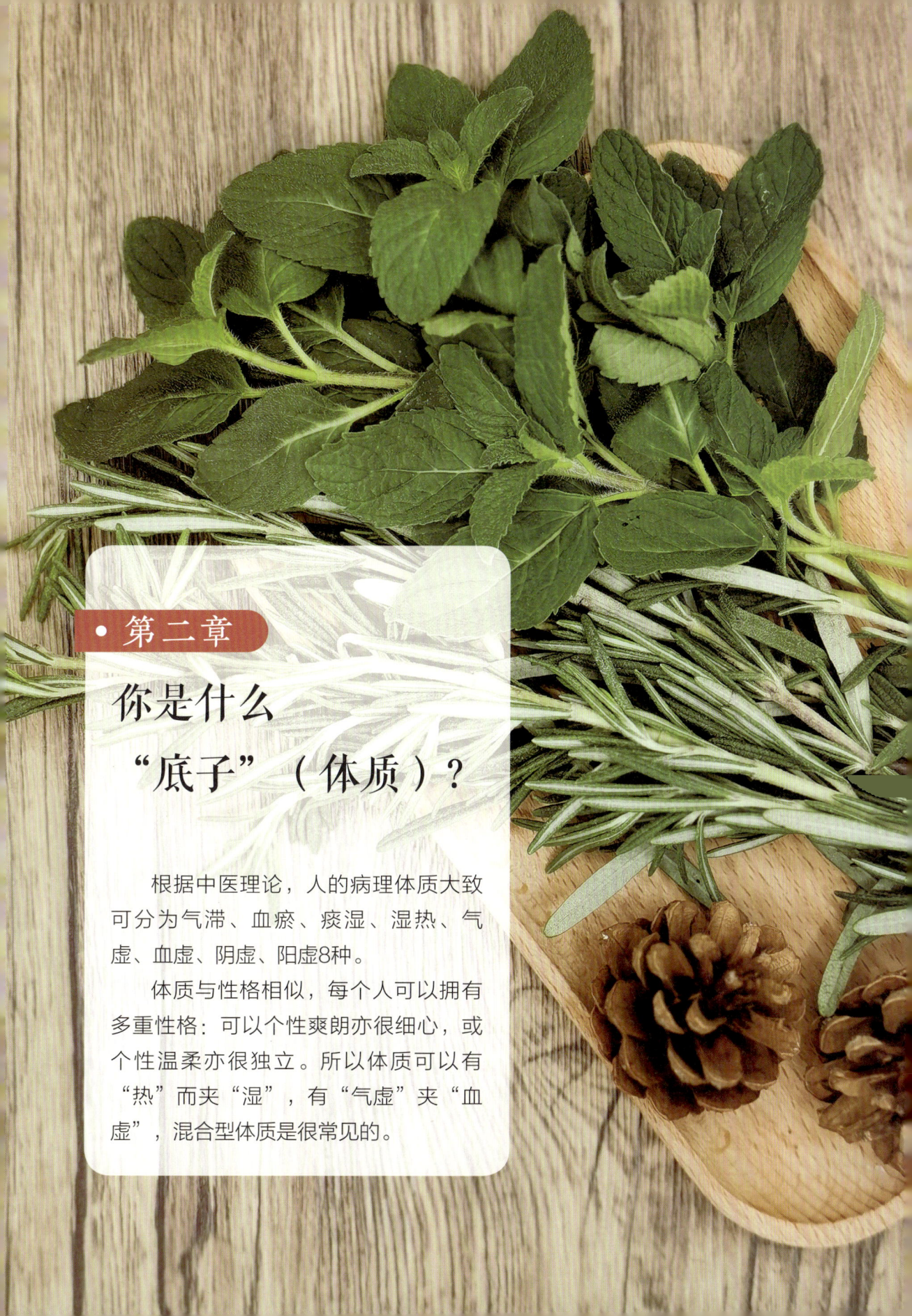

第二章

你是什么
"底子"（体质）？

　　根据中医理论，人的病理体质大致可分为气滞、血瘀、痰湿、湿热、气虚、血虚、阴虚、阳虚8种。

　　体质与性格相似，每个人可以拥有多重性格：可以个性爽朗亦很细心，或个性温柔亦很独立。所以体质可以有"热"而夹"湿"，有"气虚"夹"血虚"，混合型体质是很常见的。

气滞型

易郁闷，精神抑郁，经常叹气

气滞者气血运行不顺畅，此体质容易出现于自我要求高、压力大、思虑过多或经常忧心者。

你是否属于气滞体质？
以下是气滞体质较明显或常见的症状，看看你有多少个√？ □ 经常叹气 □ 常打嗝或放屁 □ 情绪郁闷或经常感觉烦躁 □ 女性经前会乳房胀痛，部分男性有时会睾丸胀痛，或胸胁胀痛 □ 大便不调，有时便秘，有时大便稀烂 □ 常不经意干咳，自觉喉咙中有东西卡住，吞不下、吐不出 □ 精神恍惚
有3个或以上√→气滞型

★一个人可同时夹杂多种体质，要视哪一型的特征比较明显，再作适当的调适。

※ 气滞体质的成因

当生活中遇到让人一肚子气的情况，如与上级领导意见不合，跟朋友、伴侣吵架，便立即会感到气结难下，这种郁闷的感觉会直接让体内气血运行不顺畅，阻碍肝脏的工作，更影响情绪。

※ 气滞体质常患上的都市病及其特点

常伴随叹息、放屁、大便不调等症状。

1. **胃痛** 发病与进食时间无关，胃脘胀痛，痛连两胁，精神压力大时疼痛易发作或疼痛加重。叹息或放屁后疼痛稍缓。
2. **失眠** 入睡困难，多梦，思虑多。
3. **便秘、腹泻** 大便不调，有时便秘，大便呈颗粒状，有时腹泻，大便稀烂。多伴肠鸣、放屁、腹部胀痛、胃口变差。
4. **闭经** 月经停止两个周期以上，常伴叹息，乳房、小腹胀痛。
5. **痛经** 月经先后不定期，经量偏少色暗，时有血块。经前乳房胀痛，心烦气躁。
6. **不孕** 婚久不孕。
7. **头痛** 头部两侧多呈胀痛，伴心烦易怒、口苦。

在公司遇到让人一肚子气的事，易让人肝郁气滞，有什么方法可以缓解？

对于肝郁气滞的病人，首先要提醒他们千万不能心烦气躁，一定要学会控制和适当发泄情绪，唉声叹气只会让劳累的一天更加疲乏，而且会形成恶性循环，无休止地郁闷下去。除了平时可冲泡花茶饮用，还可按摩合谷穴（见下页图示），以缓解郁闷情绪。

以下推介一款专门针对精神及工作压力大者而设的花茶。

 佛手花蜂蜜茶（一人分量）

材料 佛手花、蜂蜜各少许。

做法 将佛手花放入保温杯，注入热水略微冲洗然后倒掉，再加入热水泡5分钟，待水变温后加入蜂蜜即可。此茶料能冲泡3~4次直至味淡，建议每周连续服用3天。

功效 此茶疗方能缓解因为长期生活于压力中，影响肝脏的疏泄，体内气血循环不顺畅，导致的经常叹气、胃部胀气不适、心情郁闷等症状。

※ 气滞体质养生小贴士

简易穴位按摩

中医理论有一套"开四关"的穴位配搭，所谓"四"是指合谷、太冲这组对穴，两穴合称为"四关穴"。针对气滞体质，"开四关"能缓解压力和身心紧绷状态，也有助于缓解头痛、头晕、目赤肿痛。

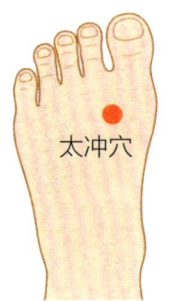

· 合谷穴

位于手背，拇指与食指之间，食指手掌骨中点处。

简单取穴法：以一手的拇指指骨关节横纹，放在另一手拇指、食指之间的指蹼缘上，拇指尖下为合谷穴。

*按压2～3分钟。

· 太冲穴

位于足背，第一、二跖骨结合部之前的凹陷处。

*按压2～3分钟。

避免熬夜

根据中医"子午流注"图，每个时段会有不同的脏腑值班。晚上11时至凌晨3时正是肝胆值班的时段，我们需要在这时段进入睡眠状态，才可以让肝胆为身体进行废物代谢及制造新血，缓解肝郁。

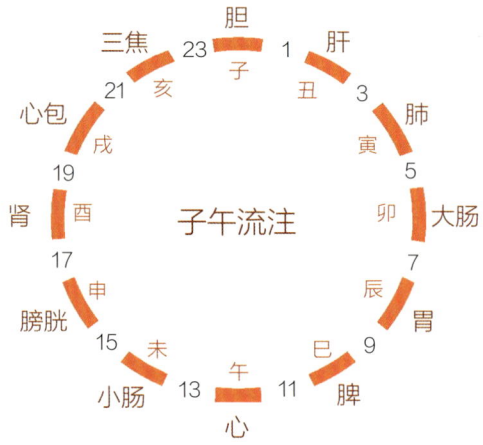

避免辛辣食物

根据中医学的五行相克关系图，"辛"与肝脏相克，辛辣食物包括咖喱、姜、葱、蒜头、辣椒、花椒等。多吃辛辣会抑制肝脏功能，让经脉不能保持畅通，所以气滞体质者忌吃辛辣食物。

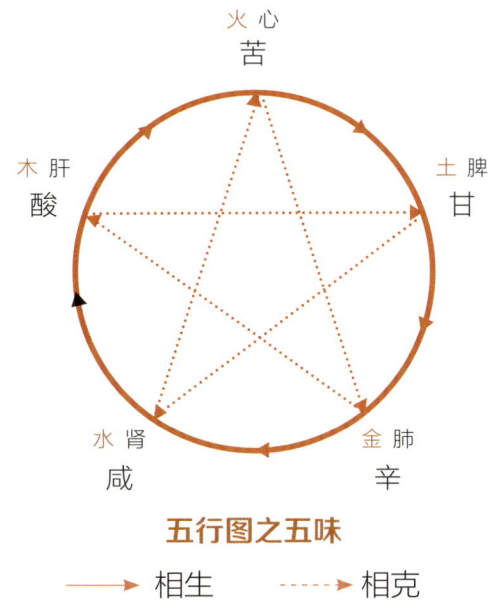

五行图之五味

→ 相生　┈┈▶ 相克

梁医师分享

忘情·茶

有没有遇过一些人与事让自己想喝一杯忘情水，把不如意的记忆删除？环境的变迁加上时势的转移，让人的思想随着际遇改变，在不同的时段做出不同的选择。凡事没有永远，曾经是自己最不能改变的习惯、无所不谈的友人、最重视的原则等，到了人生不同的阶段，都有可能会改变。

人的情志变化是由内、外刺激引起的。外在因素很难改变，而内在调节是可以掌握的。中医理论认为七情——喜、怒、忧、思、悲、恐、惊，当中唯有"喜"是良性的刺激，其他六情以"怒"伤害最大。"怒"伤肝，能直接影响肝脏疏泄，让体内气机不能正常通畅运行，引起种种常见的都市人问题，如经常叹气、胸闷、心绪不宁、易怒易哭、失眠，甚至肠易激综合征及女性的月经不调等。

记得有位头痛的病人，特征是阵发性两侧或单侧头胀痛，每遇上工作劳累的日子则更严重，伴随症状为烦躁易怒、口苦、眼睛干赤、难以入睡等。精神压力大往往令肝气不舒，郁而化火，阳气过盛则导致头痛。患此类头痛的人应尽量寻找方法减压，控制情绪，避免过度兴奋、烦恼、发怒等。

病人："医师，那我平常适合饮用什么茶疗方？"

我："其实饮用温水就可以了。"

病人："我觉得饮用茶疗方较健康，所以每天上班都会自备龙眼肉大枣枸杞子茶饮用。"

我："哎呀！其实龙眼肉、大枣、枸杞子都是温性的药材，要喝你就喝点菊花茶或绿茶吧！"

病人的话反映了大家对养生保健的许多误解，这促使我要多以不同渠道跟大家分享中医小知识，强调辨体质、懂饮食的重要性。精神心理保健亦是人体健康的重要一环，养生除了药物调理，其实懂得控制自己的情绪，提高自我修养，懂得放下执着便又是一个很好的开始。

忘情水的配方我不会，但可以推介一款简易茶疗方，取其花香帮助陶冶性情，让人有更好的心情，轻松迎接每一天。

 洋甘菊桂花茶（一人分量）

材料 洋甘菊、桂花各少许，蜂蜜适量。

做法 洋甘菊、桂花放入保温杯内，加入热水略微冲洗一遍，再加入热水泡5分钟，闻到花香，待水变温后加入蜂蜜即可。

功效 缓解头痛和精神压力。

📋 **中医小知识**

以茶疗方养生有什么要注意的地方？可以天天喝花茶吗？

花茶多有活血化瘀的功效，孕妇忌服，女性月经期间慎服。中医理论讲求平衡，所以尽量避免每天饮用相同花茶或茶疗方，每周饮用2～3次即可。

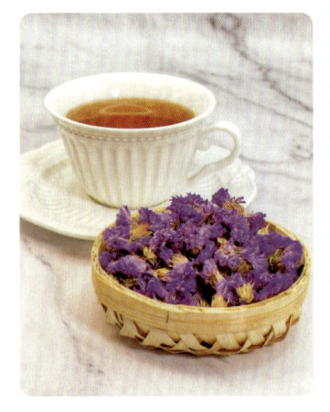

梁医师分享

反复腹泻

曾经有位病人就诊的第一句话是："医师，请救救我，这样下去我要穿纸尿裤了。"真让我哭笑不得！

我发现上班一族最常见的肠胃问题是：每遇到让自己紧张或有压力的事情，如见客户、约会或开会前，会突然急性腹痛或伴有肠鸣、欲大便，大便后腹痛则会缓解；有时一天腹泻3次以上，大便偏稀烂，不成形。西医把此症状称为"肠易激综合征（irritable bowel syndrome，IBS）"。

中医认为导致这症状的普遍原因是长期工作或精神压力大。紧张、抑郁、焦虑或愤怒日久影响了体内气血运行，阻碍消化，导致肠鸣、腹泻或反复腹泻。其实耐心地接受中药治疗是可以帮助缓解此问题的。

这里推介一款帮助气滞体质者疏肝行气解郁的简易茶疗方。

玫瑰素馨花茶（一人分量）

材料 玫瑰花4~5朵、素馨花少量。

做法 将玫瑰花与素馨花放入保温杯，注入热水略微冲洗然后倒掉，再加入热水泡5分钟即可。此茶料能冲泡3~4次直至味淡，建议每周连续服用3~4天。

功效 此茶对胃胀或胃痛、经常叹气甚至月经不调都有帮助。

注意 玫瑰花活血，孕妇忌服，女性月经期间慎服。

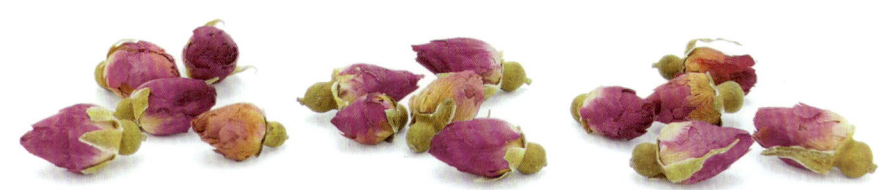

血瘀型

黑眼圈，肤色晦暗，嘴唇色深

血瘀者血液运行不畅，最明显的特征是舌底的舌下静脉呈深紫色或嘴唇偏紫暗，或于嘴唇外圈有一条紫色的唇线围着。血瘀者面色比较黯淡，主要是因为体内气血运行不顺畅，伴随症状有黑眼圈、唇色偏紫、长痤疮后或被蚊子叮咬后多留有深紫色的印痕等。

此体质容易出现于气滞体质、压力大或嗜食生冷者。

你是否属于血瘀体质？

以下是血瘀体质较明显或常见的症状，看看你有多少个√？

☐ 容易身体疼痛，痛如针刺，痛处固定不移

☐ 黑眼圈

☐ 面色黯淡、唇色紫暗

☐ 舌下静脉色紫

☐ 长痤疮后容易留有印痕

☐ 肢体容易瘀青

☐ 女性月经多有血块或有痛经，甚至闭经

☐ 静脉曲张

有3个或以上√→血瘀型

★一个人可同时夹杂多种体质，要视哪一型的特征比较明显，再作适当的调适。

※ 血瘀体质的成因

（1）血瘀体质是气滞体质的"加强版"。血液依赖气的运载才能于体内运行，气滞日久会导致血液运行不畅通，经脉瘀积便化成血瘀。血瘀体

质的经脉就好像发生交通意外的道路，车辆太多而长时间拥挤，前面的车不动，后面来的车不能通行，导致交通瘫痪。

（2）嗜食生冷也会形成血瘀体质。这种情况就如水液遇寒则冷却成冰块的原理一样。从早到晚进食生冷食物，体内的血及津液都被冷冻成冰块，又怎能顺畅地于体内循环呢？所以习惯吃生冷饮食会直接影响体内气血循环，经脉瘀积便形成血瘀。

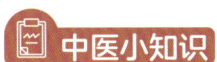

中医小知识

何谓"生""冷"？

经常听中医师或长辈提醒要少吃生冷，"生""冷"到底是什么意思？

"生"是指一切未被烹煮过的食物，如生鱼片、沙拉、水果、生鸡蛋甚至矿泉水等。

"冷"是指低于室温的食物，如所有刚从冰箱里拿出来的食物，如雪糕、冷饮、冰冷的水果和蔬菜等。

※ 血瘀体质常患上的都市病及其特点

不通则痛。因为体内经脉不畅通，所以血瘀体质者容易感觉身体如针刺般疼痛，痛处固定不移。血液循环不良也会引起静脉曲张，以及无故出现瘀痕。

1. **胃痛**　胃脘疼痛，痛有定处，因按压而疼痛增加，或痛有针刺感，饭后疼痛会加重，或见吐血、便血。

2. **闭经**　月经停闭数月，小腹冷痛，手脚冰冷。

3. **痛经**　小腹胀痛，因按压而疼痛增加，热敷能缓解疼痛。平素月经量少，色深红，伴有血块。

4. **不孕**　婚久不孕，月经每月延迟，周期32～35日。有痛经、腹痛，或胸胁、乳房胀痛。

5. **头痛**　长期头痛，痛处固定不移，呈刺痛。

血瘀体质者多有黑眼圈，有什么方法可以解决?

不少人习惯熬夜，或是因为工作关系、沉迷计算机游戏、追看凌晨体育节目，或纯粹喜欢享受夜深人静的一份安宁。中医认为熬夜伤阴、伤肝肾。其中形成黑眼圈的关键原因就是肝血不足。"肝开窍于目"，肝血的不足，导致血流不畅通，血液滞留于眼下，时间一长即变瘀，形成黑眼圈，伴以面色暗哑、唇色晦暗。此时可以饮用山楂洛神花茶，以助活血化瘀，使面色变得有光泽，此茶亦能淡化黑眼圈。

 ### 山楂洛神花茶（一人分量）

材料 山楂（干品）5片、洛神花（干品）2朵、红糖适量。

做法 把山楂、洛神花放入保温杯，用热水略微冲洗一遍，再加入热水泡5分钟，最后加入红糖即可。此茶料可反复冲泡直至味淡，建议每周连续饮用4天。

功效 缓解黑眼圈、面色暗哑、嘴唇偏紫、静脉曲张、痤疮印痕、女性痛经或来经不顺畅等血瘀症状。

注意 山楂味酸，不宜空腹饮用。胃部容易不适者、孕妇、月经期间的女性均不宜饮用。

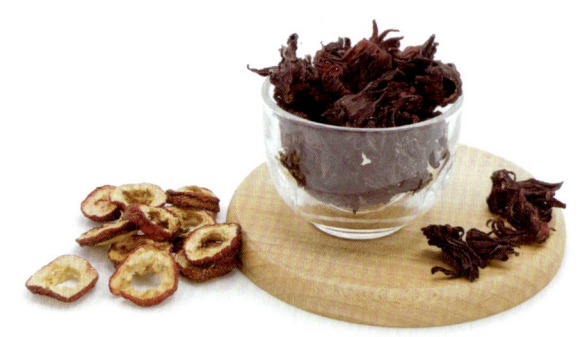

※ 血瘀体质养生小贴士

休闲时冲泡花茶

可在休闲时冲泡红玫瑰、茉莉花、桂花等花茶饮用。

红玫瑰可疏肝理气、活血化瘀；粉红玫瑰有助润肠通便、消脂，其美容功效较明显。

经前喝益母草红糖茶

女性月经前1周可以喝益母草红糖茶。

益母草红糖茶有温经散寒、活血化瘀的功效，尤其适合嗜食生冷、平素易痛经兼血块量多者。

少吃刺激性食品

多吃辛辣会让人肝郁气滞，影响气血运行，故除寒凉食物外，亦应少吃辣椒、咖喱、葱、蒜等辛辣、刺激性食品。

女性的每月一痛

要在寒冷的早上起床，离开温暖的被窝去上班已经有其难度。如突然感觉下腹部隐隐作痛，心里知道每月一痛要来临的时候，日常梳洗、打扮、换装真的通通都想跳过，只想套上运动裤，穿一身休闲服就上班去。女性的每月一痛，就是痛经了。没有经历过痛经的人，是得到上天特别的眷顾呢！

一般人俗称的"经痛""M痛"，都属于中医学的"痛经"范畴。先天肾精不足、气血虚弱、生活压力大、性情抑郁、生活习惯不良、饮食不节、过食寒凉生冷的食品等都能致邪气留滞小腹部而让气血运行不顺畅，不通则痛或脏腑失养就会引起痛经。痛经常见于血瘀体质者。

如果是寒痛型，通常热敷小腹就能减轻疼痛。痛经的治疗都以通调气血为大原则，当然还要根据体质与症状进行适当的调补。这里推介一款能平肝止痛、养血调经的简易茶疗方，月经前1周饮用，有助于缓解经期不适症状。

 丹参干姜红糖茶（一人分量）

材料 丹参6克、干姜1片、红糖适量。

做法 丹参切片，与干姜一同放进保温杯，用热水略微冲洗一遍，再注入热水泡15分钟，最后加入红糖即可。此茶料可反复冲泡2~3次，女性月经前1周建议连续饮用3~4天。

功效 活血祛瘀，调经止痛，温中散寒。

注意 孕妇忌服，女性月经期间不宜饮用。

📋 **中医小知识**

经前调理小贴士

要预防痛经，需避免食用生冷食物。过食生冷会引起宫腔经脉寒凝，影响子宫收缩排血，导致来经时痛经或有血块、月经量减少等。

女性应多注意月经时的状况，如留意周期长短、经期长短、颜色深浅、质地稀稠、量多与少等，还要留意有无伴随症状，如痛经、血块、水肿、腰痛、乳房胀痛等。绝对不能小看这位每个月到访的"亲戚"，痛经、经期紊乱都与受孕概率有密切的关系。

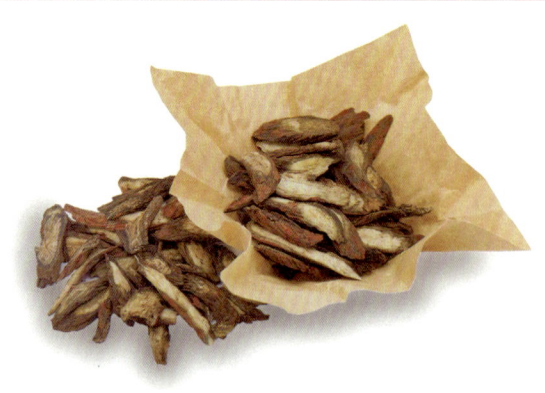

痰湿型

身体圆润，懒惰不愿动，嗜食甜食

痰湿者水液运行不畅，形成痰湿。看看舌苔，如果有一层白色且湿润的舌苔，好像将豆腐压碎后薄薄一层擦在舌头上，你便很大机会是痰湿体质。此体质容易出现于经常暴饮暴食、嗜食生冷食物、嗜食甜食者。

你是否属于痰湿体质？

以下是痰湿体质较明显或常见的症状，看看你有多少个√？

- □ 体形多圆润，肌肉松软
- □ 食欲减退或无食欲
- □ 多汗，汗较黏
- □ 对气温敏感，怕冷也怕热
- □ 胸闷
- □ 痰多，口黏
- □ 容易疲倦，身体如被湿毛巾裹着
- □ 女性白带量偏多，色白或透明，无味
- □ 大便较稀烂，臭味不明显

有3个或以上√→痰湿型

★一个人可同时夹杂多种体质，要视哪一型的特征比较明显，再作适当的调适。

※ 痰湿体质的成因

中医理论提及的脾胃，与西医理论的消化系统有些相似。"脾胃为后天之本""脾为气血生化之源"，这说明我们自出娘胎，都是依靠脾胃的消化吸收功能，身体才能摄取饮食中的营养，使脏腑得到濡养，身体各部位

才能顺畅地运作。但当脾胃受损，运作不顺畅时，无论摄取多贵多有营养的补品，身体都不能吸收。

损害脾胃的因素有4点：
（1）长期饮食生冷。
（2）饮食不定时。
（3）一下子吃过多煎炸、油腻、重口味食物。
（4）经常用脑，思虑过多。

当脾胃承受不了负荷，运化功能长期不能正常运作时，便会渐渐形成痰湿体质。食物停滞于胃部，或跳过运化程序，直接被排出体外或堵塞在体内，身体就会出现食欲差、胃脘胀满或腹胀腹泻等症状。水液也因为脾气不通畅而难以被推动，代谢循环不畅，水湿即停于体内，聚成痰湿，出现水肿、痰多等症状。

※ 痰湿体质常患上的都市病及其特点

常伴随水肿、痰多、食欲差等症状。

1. **失　眠**　难入睡，思虑多，无精打采，做事提不起劲。
2. **腹　泻**　食少腹胀，大便稀烂不成形，食用油腻食物后症状更严重。
3. **闭　经**　月经停闭数月，伴体形肥胖、胸闷乏力。
4. **带下病**　平素白带量偏多，色白质稠，无臭味。
5. **不　孕**　多年不孕，体形肥胖，月经周期多延迟，或闭经。平素面色偏白、无光泽，头晕心悸，胸闷泛恶，倦怠乏力。
6. **肥　胖**　体形肥胖，肌肉松软，平日食欲差，食少腹胀。
7. **头　痛**　经常感觉头重如被湿毛巾裹着，伴头晕、胸闷、食欲差。

痰湿体质者多体形肥胖，有什么方法可以减肥？

痰湿体质即"连吸一口气都会肥"的体质类型，该体质者体形多圆润，肌肉松软，四肢浮肿，终日懒惰不愿动。

饮食不节令负责促进食物消化吸收与水液运化的脾胃受损，中气不足以推动水液运行，水湿停于体内，即造成浮肿。伴随症状常有手脚肌肉松软、手脚易冰冷、易疲倦、多汗、面色偏白等。

痰湿体质者切忌盲目地采用坊间的"五青汁""三天蔬菜排毒"减肥法。都市人的饮食坏习惯，如早餐喝冰冻果汁，午餐吃轻便沙拉，晚餐不吃碳水化合物只吃蔬菜、肉类等（蔬菜里的油和调味料才是致肥的元凶），会更容易损伤脾胃功能。

针对痰湿体质的减肥方法应是平时少吃多餐，亦应适量进食米饭，饮用有白扁豆、薏苡仁、山药等健脾药材的汤水，戒冷饮，适当保暖，做适量运动，促进脾胃功能运转才是治本方法。另外，按压腿部的足三里穴（见下页图示）能帮助提升脾胃功能，有效为身体祛湿。这里推介一款有助于痰湿体质者减肥的简易茶疗方。

☕ 山楂党参茯苓茶（一人分量）

材料 山楂（干品）4～5块、切片党参少许、茯苓2卷。

做法 党参切片，与山楂、茯苓一同放进保温杯，用热水略微冲洗一遍，再注入热水泡15分钟即可。此茶料可反复冲泡3～4次直至味淡，建议每周连续饮用3～4天。

功效 消脂减肥，益气健脾，利水祛湿。

注意 山楂味酸，胃部不适者不宜饮用。

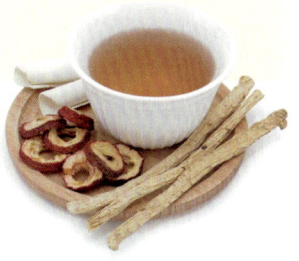

※ 痰湿体质养生小贴士

饮食宜忌

食用日本料理时，不要只以生鱼片作为正餐，也应食用熟食和酸姜。

多饮用常温饮料，除了"少甜"，还要"少冰"。

不要每天早餐都吃玉米片加冰冻鲜奶，要多吃粥、粉、面等热食。

运动后饮用常温运动饮料，比饮用冰冻饮料更解渴。

忌雪糕、冷饮、咖啡、奶茶，不宜过饱，少吃甜腻、煎炸、滋补食品。

简易穴位按摩

·治本（健脾）：足三里穴

位于小腿外侧，外膝眼（膝盖外侧的凹陷处）直下3寸。

*按压2～3分钟。

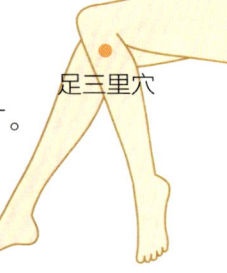

足三里穴

📋 中医小知识

穴位的指寸定位法（又称手指同身寸定位法）

● 拇指同身寸：被取穴者拇指伸直，以拇指的指间关节宽度作为1寸。

● 横指同身寸：被取穴者手四指并拢，以中指节横纹为准，四指的宽度作为3寸。

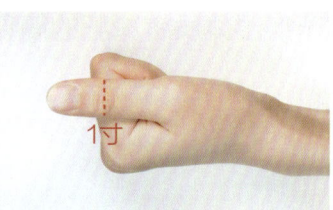

穴位按摩方法

以指腹轻压皮肤，画小圈揉按。揉按时间为2～3分钟。

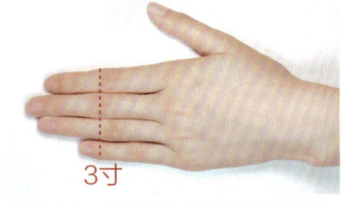

不适合按摩的情况

空腹或饭后半小时内、发热、酒后、皮肤敏感、怀孕。

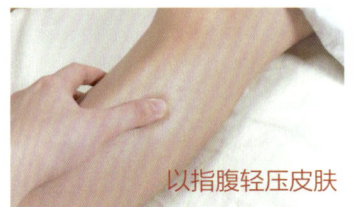

以指腹轻压皮肤

春·呆

一到春天，你有没有发现四周的人都少了朝气，上班时很难提起劲来？倘若不是晚上眼睛离不开电脑、电视荧幕而影响精神与睡眠的话，就多因为受天气潮湿的影响。湿气会让人感觉浑身不自在，即使晚上睡饱了，早上起来依然感觉困倦，到了公司还是昏昏欲睡、懒洋洋的模样。

中医理论认为人与大自然有着密切的关系，四季气候变化均能影响人的生理状况甚至引发疾病。潮湿的春天，外湿侵入人体内而影响气机运作，气机运行不畅，水液运化失常，就会导致水液滞留体内，造成肢体困倦、大便不爽（大便排不净的感觉）、胸闷、浮肿等症状，此时身上犹如披着一条湿毛巾一样，又坠又重。

痰湿体质者于春天要注意祛湿，但不是一味疯狂地饮用薏苡仁水，反而应该行气、健脾以达到化湿的效果，平常可以于汤水中放点党参、山药等。这里推介一款能益气化湿的简易茶疗方，以缓解头身困重、昏昏欲睡的症状。

☕ 白豆蔻陈皮茶（一人分量）

材料 白豆蔻3克、陈皮1角（3~5克）、藿香6克、蜜枣1枚。

做法 材料洗净备用，锅内加入600毫升水，加入材料，武火煮滚后改中火煮20分钟，煎成一碗即可。此茶以煎煮的方式较适合。每天喝1次，建议每周连续饮用3天。

功效 化湿行气，理气健脾。

注意 阴虚体质者慎服。

湿热型

体味重，脸与头发多油，多痤疮

湿热者水液与邪热相结合，并积聚于体内。舌偏红，舌苔偏黄腻。此体质容易出现于经常喝酒、咖啡、奶茶或吃油腻、煎炸食物者。

你是否属于湿热体质？

以下是湿热体质较明显或常见的症状，看看你有多少个√？

□ 怕热，容易流汗
□ 口苦或口干
□ 容易感到胸闷，腹部胀满
□ 身体感觉沉重，睡多久还是觉得不够
□ 小便量少偏黄
□ 大便偏软，会粘着马桶，便后肛门有灼热感
□ 大便异常臭
□ 多面油，容易长痤疮
□ 眼干目赤
□ 女性白带量多，偏黄、味重
□ 腋下黄汗，味重
□ 体味重
□ 有口臭
□ 有脚气

有3个或以上√→湿热型

★一个人可同时夹杂多种体质，要视哪一型的特征比较明显，再作适当的调适。

※ 湿热体质的成因

湿热，就是感受湿热之邪，或痰湿体质者因吃太多辛辣、油腻及重口味食物，以及喝太多酒，让体内酿出湿，湿郁化热，或与热同时结合于脾胃，阻碍气机运行。

※ 湿热体质常患上的都市病及其特点

常伴随口苦、口渴但不欲饮水、食欲差、胸闷、小便量少偏黄等症状。

1. **胃　痛**　胃部疼痛剧烈。
2. **失　眠**　心烦不能入睡，胸闷欲吐，伴有胃气上逆。
3. **腹　泻**　腹痛腹泻，味异常臭，便后肛门灼热，口渴，小便量少色黄。
4. **痛　经**　平素小腹时有疼痛，经来疼痛加剧。经色暗红，有血块。
5. **带下病**　女性白带量多，色黄或黄白，质黏、味重。
6. **痤　疮**　面部、胸背皮肤油腻，痤疮红肿、疼痛或有脓疱。
7. **湿　疹**　发病快，病程短，皮损泛红、灼热、瘙痒或会渗水。

夏天时尤其多汗、有狐臭，怎样解决？

中医认为体味较重的人都是湿热体质，伴随症状多有大便不爽（大便排不净的感觉）、小便较黄有味、口臭等，女性常出现白带色黄伴有臭味。湿热体质者于夏天尤其注意要少吃时令湿热水果，如杧果、菠萝、荔枝、龙眼、榴莲等。这里推介两款简易茶疗方，可于暑热天气为身体清暑祛湿、清热解毒，减少汗臭。

薏苡仁金银花茶（一人分量）

材料 生薏苡仁20克、金银花12克、浮小麦9克。

做法 把所有材料洗净后放入锅内，加入600毫升水，武火煮20分钟，再连药材倒进保温杯即可。此茶料能反复冲泡直至味淡，建议每周饮用2~3次。此茶经煎煮后效果比冲泡明显。

功效 健脾利湿，清热解毒，固表止汗。

 百合绿豆菊花茶（一人分量）

材料 绿豆40克、新鲜百合2个、野菊花10朵、陈皮1角、冰糖适量。

做法 将除冰糖外的材料泡洗干净。先把绿豆与陈皮以10碗水（约2 000毫升）用武火煮30分钟，至绿豆开始煮烂，改文火，加入百合、野菊花及冰糖，多煮约10分钟即可。

功效 清热解毒消暑，清心安神，理气健脾。

注意 此茶寒凉，脾胃虚弱或脾胃虚寒者慎服。孕妇忌服。

※ 湿热体质养生小贴士

饮食宜忌

宜饮食清淡。

少吃辛辣、煎炸、重口味、甜腻、滋补、偏热性食品。

奶茶、咖啡、冰冻啤酒同属湿热性饮品，宜少喝。

荔枝、龙眼、杧果、菠萝、榴莲尤其湿热，宜少吃。

可多吃祛湿食物，如绿豆、赤小豆、薏苡仁、冬瓜、苦瓜等。

简易穴位按摩

·治标（利尿祛湿）：阴陵泉穴

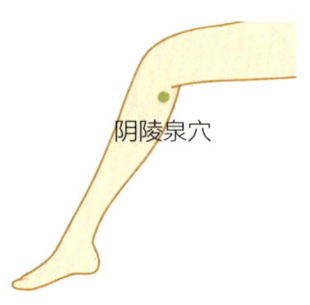

阴陵泉穴

在小腿内侧，有一高而圆的骨突起，叫"胫骨内侧髁"。阴陵泉穴在胫骨内侧髁后下方凹陷处。

*按压2~3分钟。

·治本（健脾）：足三里穴

位于小腿外侧，外膝眼（膝盖外侧的凹陷处）直下3寸。

*按压2～3分钟。

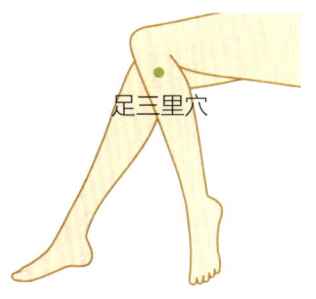

足三里穴

梁医师分享

男·女·爱面子

夏季开始，有无发现脸部痤疮比以往长得更频密了？中医认为内、外因素对身体的影响同样重要。进入夏季，天气闷热湿重，加上生活作息不协调、饮食不节，火热之邪过盛，热毒蕴于肌肤，就容易引发痤疮。

炎夏放假，夜夜笙歌，天气好，心情更好，饮食都不自觉放纵了。但在夏季，湿热体质者必须适当地冷却体内的热，以调节外界天气对身体的影响。但这绝不意味着能喝冷饮，吃沙拉、雪糕等生冷食物，否则脾胃会遭殃而不能正常运作，中气不通畅则难以推动水液，代谢循环不畅，身体更容易被湿所困。

酒是湿热之品，千万不要误信啤酒是"鬼佬凉茶"之说而夜夜畅饮！湿热体质者可多吃烹调过的小青瓜、茄子、番茄、苦瓜，或每周吃1～2次西瓜或冬瓜汤，这些都能帮助身体排除多余的热和水分。这里推介一款简易茶疗方，可清心火，帮助缓解痤疮问题。

淡竹叶金银花蒲公英茶（一人分量）

材料 淡竹叶15克、金银花12克、蒲公英12克。

做法 淡竹叶剪细段。将所有材料洗净，先把淡竹叶、蒲公英放入保温杯，用热水略微冲洗一遍，再加入热水泡10分钟，最后放入金银花多泡5分钟即可。此茶料能冲泡3～4次直至味淡。

功效 清热解毒，消肿散结，祛湿。

注意 非偏热体质者慎服。

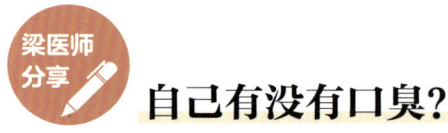

自己有没有口臭？

有没有经历过跟你对话的人一张开嘴巴，你就闻到他嘴里发出一阵让人难受的臭味？那个人跟你不熟，你不好意思跟他说，所以唯有强忍？

我记得最难受的一次是在出租车上，一关门，就发现不对劲，整个车厢弥漫着从司机嘴里发出的阵阵酸臭味。那次漫长的车程，就在我半闭气与尽量把头靠近车窗的交替中度过了。

经过那次遭遇，我更清楚地认识到了解自己体质的重要性，一旦发现自己某些地方有奇怪的气味发出，就要对症下药。另外就是要有个肯对自己说实话的亲人或朋友！如果我遇到有这种尴尬问题的朋友，一定会婉转但老实地跟他们说。

如果发现自己有口臭，又伴有胸闷、口干渴、性急烦躁、怕热、便秘等症状，在排除口腔疾病之后，最常见的就是因为长期饮食不节，吃过多辛辣、煎炸食物，以致消化不良，食物停留胃脘，生湿、化热蒸腾而上所引起的口臭。这里推介一款缓解口臭的食疗方。

 ## 马蹄薏苡仁豆浆（一人分量）

材料 马蹄8枚，生、熟薏苡仁各20克，莲子15克，豆浆2杯。

做法 将除豆浆外的材料洗净，马蹄去皮切小块备用。锅内加入1 000毫升水，水滚后放入莲子及薏苡仁，武火煮滚后，改文火煮30分钟，最后加入豆浆及马蹄即可。每周可连续服用3～4天。

功效 清热生津，助消化，消除肠胃积聚的湿热，对由胃热引起的口臭有缓解作用。

气虚型

低声细语，身体乏力，不多言

气虚者气不足，低声细语。舌头伸出后比嘴巴肥大，舌边有齿痕（齿痕是因为气虚，舌头变肥大，压到牙齿而形成）。

此体质容易出现于长期缺乏运动或过量运动、久病体虚或手术后者。

你是否属于气虚体质？

以下是气虚体质较明显或常见的症状，看看你有多少个√？

□ 面部浮肿，面色偏白，没有光泽

□ 容易头晕

□ 气短，声音弱小，说话没力气

□ 容易感冒

□ 食欲差，经常感觉疲倦乏力

□ 腹部经常有胀满感

□ 多汗，静止时候会流汗，少量运动后也多汗

□ 心悸，有时会有害怕的感觉，心率会加快

□ 排便不顺畅甚至便秘，排便时费力，大便质软

有3个或以上√→气虚型

★一个人可同时夹杂多种体质，要视哪一型的特征比较明显，再作适当的调适。

※ 气虚体质的成因

气虚体质犹如一条没有车辆的道路，呈亏虚的状态。气虚体质可以由先天的不足所致，也可以因都市人后天长期饮食不节、工作过度劳累、多思虑，损伤了肺脏和脾脏而形成。

气虚体质的成因有3种：

（1）肺气虚：正气敷布于人体体表，在体表形成一道屏风，职责如士兵一样，把外邪挡住以防其乘虚而入。肺气不足的时候，身体表现为经常反复感冒、多汗、怕风、容易疲倦等。如果公司里有很多人感冒，肺气虚者就最容易受感染，或就是散播细菌的源头。

（2）脾气虚：脾气不足，不能正常地把进食的食物转化成身体能吸收的物质，运输到身体各脏腑，身体吸收不了营养，所以虚弱。"久卧伤气"，长期缺乏运动会导致体内的气运行不畅；"劳则气耗"，气虚体质者亦不适合做过量有氧运动，否则会越做越虚弱。脾气虚者要平衡好生活模式，即量力而为，如本身缺乏锻炼的人因为顺应潮流而参加马拉松比赛，那是不适宜的。

（3）肾气虚：肺脾气虚可发展为肾气不足。肾气不足时，体内的固摄能力受损，不能封藏体内津液，身体就会出现腰酸、尿频甚至小便失禁等症状，在男性中可表现为早泄，在女性中可表现为白带量偏多，甚至流产。

※ 气虚体质常患上的都市病及其特点

常伴随面色偏白、神疲乏力、食少腹胀等症状。

1. **失眠** 难入眠，多梦，易惊醒，胆怯心悸。
2. **便秘** 有便意，但排便时费力，便后汗出气短，感觉疲乏。
3. **头晕** 劳动或劳累时头晕加剧。
4. **哮喘** 喘促气短，咳声虚弱，痰质稀，自汗（不因外界环境因素影响而于日间频频出汗，劳动后更为严重），怕风。
5. **尿频、遗尿** 小便频密或遗尿，尿量早晚相等。
6. **带下病** 女性白带量多，色透明、质稀。

 **梁医师分享** **一到换季，就反复感冒、多汗、容易疲倦，应该怎样增强身体抵抗力？**

首先此类肺气虚、易感冒者切勿以为做热瑜伽、长跑等运动可增强抵抗力，因为此体质本身已气不足，流汗、耗气的运动做得越多，身体只会越虚弱，无助于预防感冒。这里推介"加味玉屏风散"供气虚常感冒者饮用。

 加味玉屏风散（一人分量）

材料 黄芪9克、防风6克、白术6克、茯苓3克、蜂蜜适量。

做法 把除蜂蜜外的所有材料洗净后放入锅内，加入1 000毫升水，武火煮30分钟，再连药材倒进保温杯，待茶变温后加入适量蜂蜜即可。此茶料能反复冲泡直至味淡，建议每周饮用2～3次。此茶经煎煮后效果比冲泡明显。

功效 此茶如一道屏风，阻挡病邪入侵，主要有健脾益气、补肺防风、固表止汗的功效，能缓解反复感冒、气短、容易疲倦、多汗等气虚症状。

注意 感冒时不宜服用。

※ 气虚体质养生小贴士

饮食宜忌与生活调摄

宜饮食清淡，多喝温水；忌食生冷、喝冻饮。
多吃健脾食物，如山药、白扁豆、熟薏苡仁等，以助身体吸收营养；多吃补气食品，如人参、花旗参、灵芝、小米、马铃薯、大枣、鹌鹑等；忌吃油腻、重口味食物，辛辣食物（葱、辣椒、姜、韭菜等），生冷之品等。
不宜做剧烈运动，可以适当散步、慢跑等。

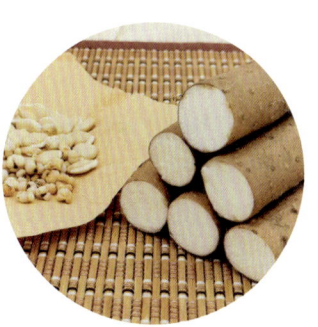

简易穴位按摩

·治本（健脾）：足三里穴

位于小腿外侧，外膝眼（膝盖外侧的凹陷处）直下3寸。

*按压2～3分钟。

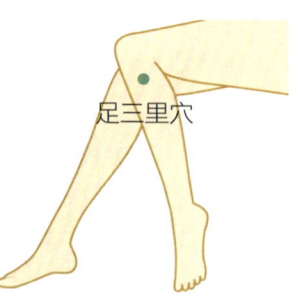

·补肺气：气海穴

位于下腹部，前正中线上，肚脐直下1.5寸。

*按压2～3分钟。

·补肾气：关元穴（人身元阴元阳收藏之地）

位于下腹部，前正中线上，肚脐直下3寸。

*按压2～3分钟。

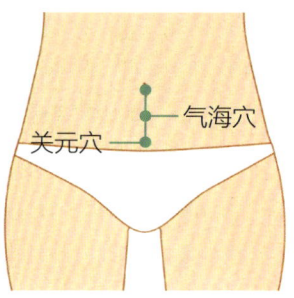

 **梁医师分享** ✏ # 得了一场怎样的感冒？

为什么每次感冒都出现不一样的症状？上吐下泻、发热、关节酸软、发冷等都是感冒引起的吗？是否只喝感冒热饮或感冒冲剂就可以治愈呢？

感冒主要受外界风邪入侵体表而造成，当人体遇上外在季节天气变化，以及内在体质因素影响的时候，会衍生出不同类型的感冒，可分为风寒、风热、风湿、体虚感冒四大类。一般的感冒茶疗方如果没有针对性，效果都不会太显著，所以必须根据体质和身体状况进行治疗。

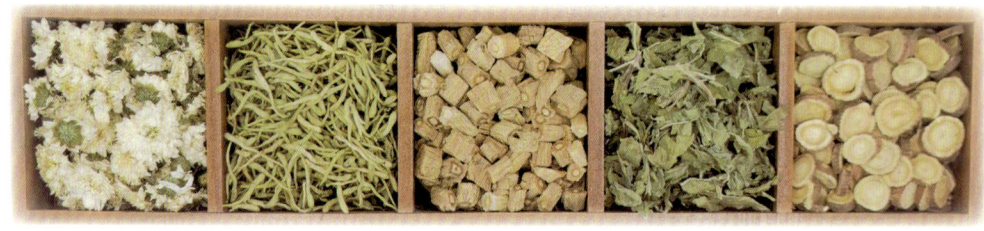

一、风寒感冒

秋冬寒冷之季，感冒多为寒气较强的风寒证，伴随症状是怕冷、头痛、颈部肌肉酸软、咽喉痒、咳嗽、咳白痰、鼻塞、流清鼻涕等。这里推介一款针对着凉而感冒初起的简易茶疗方——生姜红糖茶。

生姜红糖茶（一人分量）

材料 生姜4片、红糖2茶匙、红茶叶3克。

做法 把生姜去皮切片，用刀背拍打一下，与红茶叶一同放入保温杯，加入热水泡10分钟，最后加入红糖即可。此茶料可反复冲泡，建议连续喝2天。

功效 发汗解表，温肺止咳，暖胃健脾，散寒活血。

二、风热感冒

春夏温暖之季，感冒多为热气较强的风热证，伴随症状是身体发热、头痛、口渴、咳嗽、咳黄痰、咽喉痛、流黄稠鼻涕等。这里推介一款针对风热感冒初起的简易茶疗方——桑菊茅根茶，以帮助缓解身热、口渴、咽喉痛等症状。

桑菊茅根茶（一人分量）

材料 菊花6克、桑叶6克、淡竹叶3克、白茅根3克、薄荷叶3克。

做法 将材料洗净后放入锅内，加入500毫升水，武火煮滚后改文火煮5分钟即可。此茶料可以倒进保温杯内反复冲泡饮用，建议连续喝2天。

功效 疏散风热，清热解毒，清肺润燥。

三、风湿感冒

夏秋之季，闷热且湿气重，容易出现湿邪引起的风湿感冒，伴随症状是头重、全身困重无力、关节酸软、脾及肠胃功能受影响而致上吐下泻等。这里推介一款针对暑湿感冒初起的简易茶疗方——香薷金银扁豆花茶。

香薷金银扁豆花茶（一人分量）

材料 香薷5克、金银花10克、扁豆花10克、芦根12克、甘草6克。

做法 将材料洗净后放入锅内，加入500毫升水，武火煮滚后改文火煮15分钟即可。此茶料可以倒进保温杯内反复冲泡饮用，建议连续喝2天。

功效 发汗解表，化湿利水，清热解毒，疏散风热。

四、体虚感冒

气虚体质者因为身体比较虚弱，正气不足，抵抗外邪能力弱，特别于天气变化或换季时容易患病，反复感冒。常见症状是明显怕冷、鼻塞、流涕、头痛、身体困倦、咳嗽无力。这里推介一款针对气虚体质者且标本兼顾的简易茶疗方——参苏茶，其在补充肺气的同时具有发汗解表的功效。

 参苏茶（一人分量）

材料 党参5克、紫苏叶3克。

做法 先把党参研磨为末（可在药店加工），再把紫苏叶剪碎，两者一起放入茶包袋（或医用纱布袋）后放进保温杯。先用热水冲洗一遍，再倒入热水泡10分钟。此茶料能反复冲泡饮用，建议连续喝5天。

功效 补脾肺气，散寒解表，宣肺化痰。

📋 中医小知识

感冒调理小贴士

如果根据体质喝过简易茶疗方，感冒症状仍未能好转，必须由有经验的中医师跟进，并注意以下饮食宜忌。

- 避免吃鸡肉、沙拉、水果、咖喱及煎炸、油腻的食物。
- 多喝温水或柠檬水，多休息。
- 吃易于消化、清淡且富有营养的食物，如白粥、蒸肉饼等，以帮助身体调整肠胃功能，把邪气逼出体外。

运动非乱动

近年来非常流行做运动——从劲舞、马拉松到铁人赛等，总之是不停流汗的运动就对了。我不否定大家对运动的热情，适量运动能让人心情放松，也能清醒头脑，但有感于很多人不懂得量力而为、保护自己，只认为拼命地锻炼才有效果，所以我不得不一再强调，"平衡"才是关键。

中医认为适量运动能调节呼吸，练气能帮助推动气血的运行，让气血通行全身。但运动必须循序渐进，量力而为，否则会让身体过度疲劳而受损，好心做坏事。当我跟病人说他们气血比较虚弱的时候，他们总是问："是否应该多做运动？"我会向他们强调不要过量运动，要量力而为，尤其是气虚体质的人，同时也会建议他们适当地进行步行、爬山或游泳，这些运动较其他耗气量大的运动更为合适。

顺便一提，拉筋也是运动的一种（瑜伽与普拉提都包含很多拉筋动作），做任何运动的前后都应该花点时间拉筋，以减少运动劳损及减轻运动后肌肉酸软的症状。适当的拉筋也是打造修长身形最有效的方法。男性做激烈的肌肉锻炼后，不妨也加入15分钟的拉筋，持之以恒必能练出不一样的肌肉。

这里推介一款简易茶疗方以陪伴大家做运动。

双冬茶（一人分量）

材料 百合9克、麦冬6克、天冬6克、蜂蜜适量。

做法 把除蜂蜜外的材料洗净、剪碎，放入保温杯，用热水泡15分钟，待水变温后加入蜂蜜即可。此茶料可以反复冲泡直至味淡。

功效 补充运动后身体大量流失的津液。

血虚型

面色白，身体较虚弱

血虚者血不足，面色白。舌色偏淡。

此体质容易出现于气虚体质者，白领一族，过度运动或劳累、久病体虚或手术后者。

你是否属于血虚体质？

以下是血虚体质较明显或常见的症状，看看你有多少个√？

□ 心悸，有时会有害怕的感觉

□ 容易头晕，脚步轻浮

□ 面色偏白，没有光泽，嘴唇色淡

□ 脱发

□ 指甲容易折断

□ 手足麻痹，活动后会有改善

□ 皮肤干燥、瘙痒

□ 月经不调，月经量少、色淡红，严重者甚至闭经

有3个或以上√→血虚型

★一个人可同时夹杂多种体质，要视哪一型的特征比较明显，再作适当的调适。

※ 血虚体质的成因

（1）气虚体质者进一步发展会变成血虚体质。中医理论认为"血为气之母"，气与血有着密切的关系，常互相影响。所以调理血虚，不要一味补血，要先益气才能生血。

（2）"久视伤血"。需要长时间集中精神阅读或注视计算机屏幕的白

领一族更要留意。

（3）现今社会越来越注重运动，但很多人忘记了平衡才是健康之道。过量运动，如长时间做骑自行车、跑马拉松等流汗、消耗体力的运动，会过度耗损血液、津液，长此以往会演变成血虚体质。

※ 血虚体质常患上的都市病及其特点

常伴随面色偏白、嘴唇色淡、指甲容易折断、头发缺光泽甚至脱发等症状。

1. **失眠**　多梦易醒，心悸健忘。
2. **便秘**　大便秘结、偏硬。
3. **闭经**　月经停闭数月，平素月经量少，色淡红、质稀。
4. **痛经**　经前或经后感觉小腹隐隐作痛，按揉或热敷能缓解疼痛。
5. **头痛**　头部隐隐作痛伴头晕。
6. **头晕**　劳动或劳累时头晕加剧。
7. **心悸**　心悸气短，头晕，劳动后会更严重。

血虚体质者有什么方法可以预防脱发？

导致脱发的原因有很多，在男女身上都会发生。先天遗传导致发质比较幼细或稀薄；生活、工作长期处于紧张、紧绷状态，影响血液运行引起脱发；拥有丰厚秀发的女性因为怀孕生育引发性激素的变化，导致产后脱发。

中医理论认为"发为血之余""肾其华在发"，脱发跟气血及肾精的充足与否有很大的关系。气血旺盛、肾气充沛的人其毛发必定会浓密、乌黑、亮泽，反之则头发早白，容易脱落。所以，最重要的还是要辨证清楚，找出原因，这样才能准确地对症下药。

血虚体质者因肝肾两虚、气血不足，体内的水液、血液、营养等未能濡养身体脏腑，更无力滋养头发，因此会出现头发缺光泽，甚至脱发等症状。这里推介一款简易食疗方：黑豆黑芝麻豆浆，以及一款简易茶疗方：

三枣茶，以助润发乌发，预防脱发。

黑豆黑芝麻豆浆（一人分量）

材料 黑豆1汤匙、黑芝麻粉2汤匙、豆浆（或鲜奶）1杯、黄糖适量。

做法 用白镬（无油干锅）把黑豆炒至豆皮裂开，捣碎，然后与黑芝麻粉一同放入保温杯，注入热豆浆（或鲜奶）拌匀，再加入适量黄糖即可。每周可连续饮用2~3次。

功效 行气活血，润发乌发，预防脱发、指甲折断等血虚症状。

注意 脾虚腹胀、大便稀烂者慎服，高尿酸血症及糖尿病病人不宜服用。

三枣茶（一人分量）

材料 大枣4枚、南枣2枚、蜜枣1枚。

做法 全部材料切片去核。将材料以热水略微冲洗一遍后放入保温杯，再注入热水泡10分钟即可。此茶料可反复冲泡直至味淡，每周可连续饮用3~4天。

功效 补血养颜，润发乌发，改善面色偏白，预防脱发、指甲折断等血虚症状。

注意 有口苦、口干、口疮、痤疮等热象者不宜饮用。

※ 血虚体质养生小贴士

饮食宜忌

多吃红菜头、红豆、红腰豆、灵芝等补气血食物，忌饮用冷饮或食用生冷、油腻、难消化的食物。

女性月经前1周可以喝大枣龙眼肉茶。此茶尤其适合平素体虚兼月经量少、色淡红者。

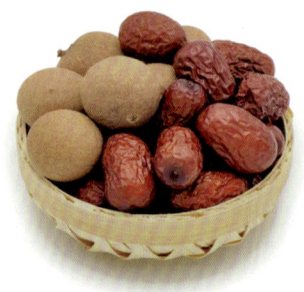

 **美甲热潮**

女性爱美，各式各样的指甲油非常吸引人。但指甲长时间盖上一层指甲油、贴纸，缺少休息时间，更需要好好保养！

尤其是血虚体质者因肝肾两虚、气血不足，体内水液、血液、营养等未能濡养身体脏腑，故常见指甲容易折断、没有光泽。所以建议尽量缩短涂上指甲油的时间，指甲油在指甲上的保留时间不超过1周，并停1~2周让指甲充分"呼吸"后再去美甲，也可以多涂润手霜、指甲保护油等。

从中医角度，如何保养指甲呢？中医认为肝的主要功能是"主疏泄、藏血"，同时"爪为筋之余"，爪即指甲、趾甲，都与肝有密切的关系。指甲依赖肝脏精血的濡养，所以指甲能直接反映身体状况。健康的指甲坚韧、红润带光泽，这反映精血充足；不健康的指甲如血虚体质者的指甲软而薄，干燥没有光泽，容易脆裂，甚至整片分离，这表明体内精血不足。

肝的疏泄功能与藏血功能相互影响。生活、工作压力大可以影响肝疏泄的正常运作，气机不条畅，无力推动血液，血液运行不畅，不能到达肢体末端濡养指甲（肝疏泄失常的同时影响肝藏血的功能）。晚睡伤"阴"，"阴"是体内造血不可缺少的元素之一，"阴"不足，影响血的化生，导致肝血虚，失去濡养的功能，致肝失滋养、肝气不畅（肝藏血失常也影响着肝疏泄的功能）及指甲失养。所以，养指甲先要养血，这里推介一款简易茶疗方，其具有滋阴养血之效。

☕ 丹参百合麦冬茶（一人分量）

材料 丹参9克、百合12克、麦冬9克、蜂蜜适量。

做法 将丹参、百合、麦冬洗净，锅内注入900毫升水，加入材料，武火煮滚后改文火煮15分钟，再连药材倒入保温杯，待水变温后加入适量蜂蜜调味即可。此茶料能反复冲泡3~4次直至味淡。

功效 滋阴养血，清心安神，能使指甲坚韧、富有光泽。

注意 孕妇忌服，女性月经期间不宜服用。

阴虚型

自觉干燥，饮多而不解渴，皮肤偏干

阴虚者多身体偏瘦，自觉干燥。舌多偏红，舌体偏瘦薄，少苔甚至无苔或舌上有裂纹。

此体质容易出现于长期熬夜、嗜食辛辣食物、久病体虚或手术后及更年期者。

你是否属于阴虚体质?

以下是阴虚体质较明显或常见的症状，看看你有多少个√?

□ 眼干

□ 体形偏瘦

□ 面部烘热，潮热盗汗（睡眠中出汗，醒来后汗止）

□ 手足心、心胸烦热

□ 口干

□ 喜欢喝冷饮

□ 小便偏黄

□ 大便偏干，呈颗粒状甚至便秘

有3个或以上√→阴虚型

★一个人可同时夹杂多种体质，要视哪一型的特征比较明显，再作适当的调适。

※ 阴虚体质的成因

常因久病、长期熬夜、情志不舒、嗜食辛辣等使脏腑阴分亏虚，体内的水液、血液、营养等未能濡养身体脏腑。"阴"少了，阳气相对偏盛，虚热因此内生，故出现潮热、盗汗（睡眠中出汗，醒来后汗止）、五心烦热

（两手心、两足心发热并自觉心胸烦热）等症状。

虚热即阴虚火旺，用火锅作比喻，阴是汤底，身体是锅，阳是火。火锅如果不加汤底，汤就会越来越少，但是火还在继续烧，锅里面的食物也会被烧焦，这时候我们自然会加水而不会只把火关小。这正如阴虚体质者体内的水液（阴）不足，而阳气偏盛，日常饮食就需以增加身体津液（滋阴）、清虚热为重。

※ 阴虚体质常患上的都市病及其特点

常伴随口干、眼干、小便偏黄、手足心及心胸偏热等症状。

1. **胃痛** 胃部隐隐作痛。
2. **失眠** 感觉心烦而不能入睡，常伴随心悸不安、头晕、耳鸣、健忘、腰酸、梦遗、盗汗等。
3. **便秘** 大便偏干，或会呈颗粒状。
4. **闭经** 月经量少而渐至停闭，面色潮红，盗汗。
5. **不孕** 婚久不孕，平素月经不调，月经量少、色淡红，体形偏瘦。
6. **头痛** 头痛，常伴随头晕、腰酸、耳鸣等。

阴虚体质者于秋冬时会感到特别干燥，有什么方法可以缓解？

中医理论认为肺脏的生理特性是"喜欢"润泽，"讨厌"干燥。所以燥邪最容易伤及肺脏，加上"肺外合皮毛"，故秋冬季除容易出现干咳无痰、口鼻干燥等呼吸道症状外，皮肤也容易遭殃而干裂，诱发皮肤问题的发生。

阴虚体质者身体缺水干涸，一到秋天更易耗损津液，特别容易感到口干舌燥、皮肤干燥，心情也会烦躁不安。想缓解这些症状，可饮用金耳苹果糖水润燥，而感冒过后感觉咽喉、鼻腔干燥者也适合服用雪耳以滋润身体（金耳的营养价值比雪耳高）。但注意煮糖水时要少放冰糖，因糖会生热，更不利于阴虚体质者。

金耳苹果糖水（一人分量）

材料 金耳2块，红苹果1个，南、北杏仁各20克，冰糖少量。

做法 金耳用清水浸泡约半天直至变软，去蒂洗净备用。苹果洗净外皮，切小块去心备用。将除冰糖外的材料用6碗水（约1 200毫升）以武火煮滚后，改文火煮约40分钟，直到金耳变软，当糖水有胶质感时，再加入冰糖煮溶即可。金耳应伴糖水同时食用。

功效 滋阴润肺。此糖水为润肤佳品，老少皆宜，推荐在秋冬等干燥季节食用。

※ 阴虚体质养生小贴士

饮食宜忌与生活调摄

饮食宜清淡，多喝汤水、粥品，多吃滋阴食物，如百合、沙参、玉竹、海底椰、雪耳、花旗参、石斛、雪梨等。

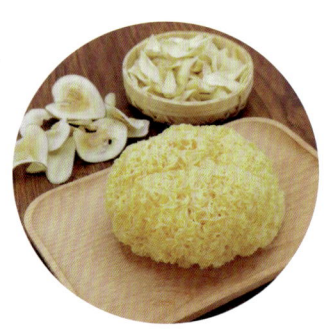

忌辛辣、油腻、香口、偏热性食物。少喝奶茶、咖啡。

忌晚睡熬夜。

简易穴位按摩

·补肾疏肝、健脾祛湿：三阴交穴

位于小腿内侧，足内踝尖上3寸，胫骨内侧缘后方。

注意：孕妇、月经期间的女性慎用。

*按压2~3分钟。

·清热、补肾、强腰背膝盖：太溪穴

位于足内侧，足内踝尖与跟腱之间的凹陷处。

*按压2~3分钟。

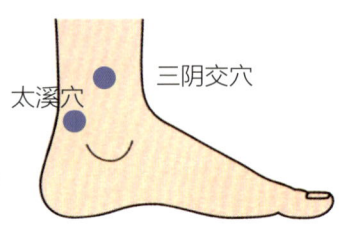

太溪穴　三阴交穴

秋·防燥

前阵子在街上看到我喜欢吃的花生糖，于是买了一包来满足自己。但我忘记自己本身容易上火，晚上更不是早睡一族，吃了五六块糖后，隔天身体已经跟我表态——便秘了。都怪自己不小心，没有在意那时正值秋季，气候干燥无比。所以在这里也提醒各位，秋天干燥，汤水可多放百合、石斛、杏仁、海底椰、雪耳等润肺的食材，花生及煎炸、油腻等热性食物还是少吃为妙。

中医理论认为过分的干燥就会成为燥邪，燥能抽干身体里的津液，让身体失于濡润。所以在这个季节，阴虚体质者会出现特别多的呼吸系统问题，皮肤、嘴唇容易干裂，嘴巴、咽喉特别干渴，也会因为肠道津液的减少而出现排便困难。

这里推介一款养阴清热的简易茶疗方，秋天嘴巴干、眼睛干涩、浑身干燥时饮用就最适合不过了。

 花旗参石斛茶（一人分量）

材料 花旗参2克、石斛9克、麦冬6克、冰糖适量。

做法 把除冰糖外的材料洗净后放入锅内，加入900毫升水，武火煮至水滚后改文火煮40分钟，最后加入适量冰糖即可。此茶料可以倒进保温杯内反复冲泡直至味淡。此茶经煎煮后效果更显著。

功效 养阴清热，润燥补肺。

烧烤"后遗症"

　　秋风送爽，一群朋友到郊外烧烤，呼吸新鲜空气最畅快不过。但秋天天气的"燥"，加上坐在火炉旁被烤的"燥"和吃烧烤食物的"燥"，三个"燥"加起来对大家，尤其是阴虚体质者来说是相当大的损害呢！

　　之前提及，中医理论认为过度的干燥会成为燥邪，燥会让身体里的津液被抽干，所以烧烤过后我们总会感觉口渴，甚至有咽喉痛、声音沙哑、干咳或痰中带血丝、大便干结等阴虚症状。

　　所以我每次与家人、朋友烧烤时都自备简易花茶饮用，这比市面上买到的清热饮品效果好。除了可以自备雪梨水，这里也推介一款简易的清热花茶。

 胖大海菊花茶（一人分量）

材料　胖大海2颗、杭菊花10朵、甘草2片、蜂蜜适量。

做法　将除蜂蜜外的材料用热水略微冲洗一遍后放进保温杯，再注入热水泡15分钟即可，可加入适量蜂蜜调味。此茶料可反复冲泡直至味淡。

功效　清热利咽，缓解口干、咽喉痛等燥热症状。

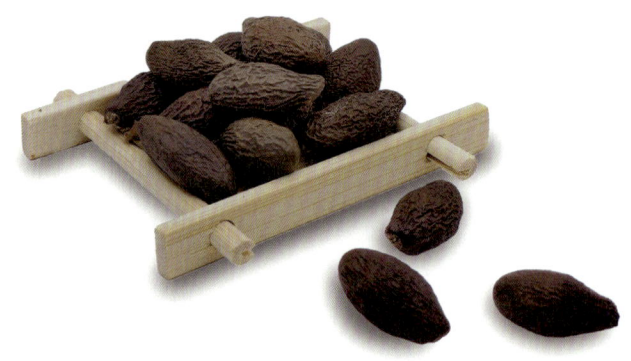

阳虚型

严重怕冷，畏寒喜暖

阳虚者阳气不足，未能温暖身体，故严重怕冷。唇色偏淡，舌头伸出后比嘴巴肥大，舌边有齿痕，苔润。

此体质容易出现于气虚体质、长期饮食不节或嗜食生冷、久病体虚或手术后者。

你是否属于阳虚体质？

以下是阳虚体质较明显或常见的症状，看看你有多少个√？

☐ 四肢及身体冰冷

☐ 口淡，不欲喝水

☐ 严重怕冷

☐ 嗜睡，常常提不起劲，懒惰不愿动

☐ 凌晨时分容易腹泻

☐ 面色偏白

☐ 自汗（不因外界环境影响而于日间频频出汗，劳动后更为严重）

☐ 小便量多，排尿时间长

☐ 大便稀烂或内有未消化食物

☐ 肿胀，偏浮肿

有3个或以上√→阳虚型

★一个人可同时夹杂多种体质，要视哪一型的特征比较明显，再作适当的调适。

※ 阳虚体质的成因

阳虚体质多由气虚体质进一步发展而成，可以由先天的不足所致，也可以因后天长期饮食不节、过食生冷、工作过度劳累、多思虑，损伤了体内阳气而形成。阳虚犹如油灯缺少了灯火一样，温暖身体的热能不足而生寒。阳虚体质的症状比气虚体质的严重，其更为怕冷。

※ 阳虚体质常患上的都市病及其特点

常伴随体质虚弱、严重怕冷、手脚冰冷、腰腿酸软等症状。

1. **胃痛**　胃部隐隐作痛，喜温喜按，空腹痛甚，得食痛减。呕吐清水而无食物，食欲差，神疲乏力，甚则大便溏薄。
2. **便秘**　大便排出困难，小便清长，腹中冷痛，或腰脊酸痛。
3. **痛经**　经期中或经后小腹冷痛，喜按，热敷后疼痛减轻。
4. **闭经**　年过18岁尚未行经或月经周期不断延迟，经量逐渐少至闭经。
5. **不孕**　婚久不孕，平素月经周期延迟，月经量少，色黯淡、质稀或闭经。
6. **肥胖**　体形肥胖，面部浮肿，常神疲乏力、气短、腹胀，大便多稀烂，自汗多，夜尿频密。
7. **头痛**　头痛，伴耳鸣、头晕、神疲乏力。

梁医师分享 ✎ **阳虚体质者冬天多手脚冰冷，有什么方法可以保暖散寒？**

手脚冰冷的原因有两种。气滞体质者因阳气被郁遏不能伸延至四肢尖端，所以身体温暖而四肢感觉冰冷，紧张的时候尤其严重，所以有些人演讲或面试时会双手发冷；而阳虚体质者是因为阳气本就不足，故不能温暖四肢，甚至连躯干也感觉冰冷。

阳气犹如体内一个小火炉，天气寒冷自然会消耗更多火种，即更多的阳气被消耗，所以要保持温暖就要保护阳气，以下是保护阳气的方法。

- 穿保暖衣物，非常爱美也不要在寒冷天气下穿短裤或露手臂。
- 办公室或随身袋子里常备围巾一条。
- 室温不要过低，有需要时开暖气以保持室内恒温。
- 多吃米饭、热食，少吃寒凉之品。

这里推介一款散寒足浴方，适合用于缓解阳虚体质者的下肢寒冷，或作冬天日常保健、加强气血循环使用。

 散寒足浴方

材料	桂枝、红花、川椒各9克，生姜3片。
做法	在锅内药材中加入一盆热水，武火煮10分钟，然后倒入盆中，加入适量冷水，浸泡双脚15～20分钟。每晚睡前泡，连续泡3～5天。
功效	散寒除湿，行气活血，温经通络。

※ 阳虚体质养生小贴士

饮食宜忌与生活调摄

多吃温暖食物，夏天适当晒太阳，冬天适当进补，如服用高丽参、灵芝、虫草花、舞茸菇、羊肉、生姜等。

忌吃雪糕、螃蟹、西瓜、柿子等寒性食物及喝冷饮。

简易穴位按摩

·培元固本、补益肝肾：关元穴

位于下腹部，前正中线上，肚脐直下3寸。

*指腹用力均匀按压以关元穴为中心的小腹部，按压时应先排空小便，每次按压15分钟。晚上睡前半小时按压，效果最佳。

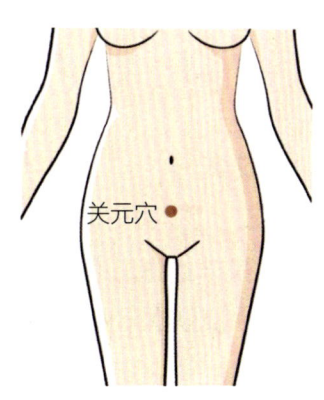

关元穴

·开窍宁神、补阳：百会穴

位于头部，双耳尖直上，头顶正中。

*按压2～3分钟。

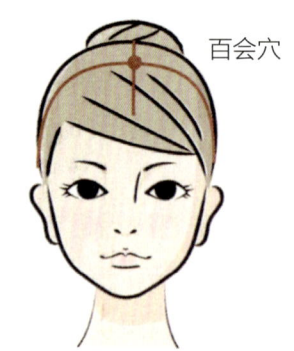

百会穴

·宁神开窍：涌泉穴

位于足底，屈足蜷趾时足心最凹陷处（约在足底第2、3趾趾缝纹头端与足跟连线的前1/3与后2/3交点上）。

*按压2～3分钟。

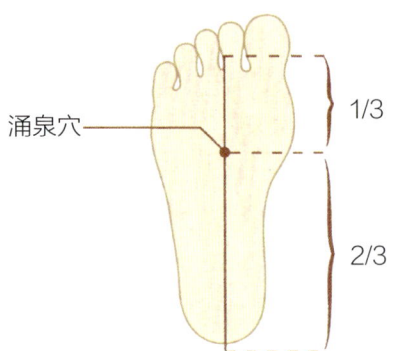

涌泉穴

1/3

2/3

·健脾胃、温阳：神阙穴

位于肚脐正中。

*此穴位只供艾灸。

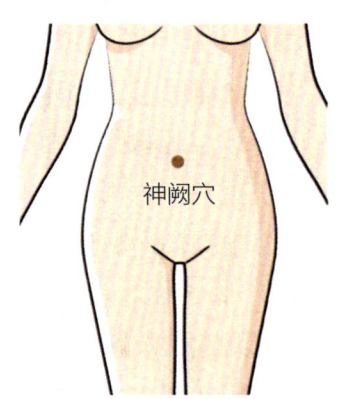

神阙穴

艾灸

艾灸的原理是以灸火的温热性刺激经络穴位，尤其适合阳虚体质者。

做法：将艾条的一端点燃，对准以上穴位，在离开皮肤约1寸处慢慢盘旋，以皮肤有轻微温热感觉为宜。灸3～5分钟即可。

冬·要补

冬天行走在街上，冷风迎面吹来，不觉感到阵阵寒意。动物会顺应自然，踏入冬季就进行冬眠。冬季时我们也要养精蓄锐，好好为自己进补调理。

中医理论认为人应该顺应自然界的规律生活，也就是"春生、夏长、秋收、冬藏"。一年四季中，冬天是非常重要的养生时机。经过秋天"收"的调整，冬天就应该完全进入修复、储藏的状态。中医的肾脏乃"先天之本"，是人体元气的根本，元气不足会导致抵抗力降低，所以冬天补肾是阳虚体质者恢复抵抗力的重要方法。

此时阳虚体质者饮食宜补而不燥、养阴清润——花旗参、石斛、燕窝、枸杞子、龙眼肉、大枣、核桃、骨汤、鸡汤都是冬季可以经常服用的食品。这里推介一款简易茶疗方，为大家补肾益精，此茶适合经常用脑、皮肤干燥、面色欠光泽的人饮用。

🍵 黑芝麻核桃龙眼肉茶（一人分量）

材料 黑芝麻6克、核桃10克、龙眼肉10克。

做法 黑芝麻、核桃用小火略炒至有香味，龙眼肉洗净切碎。将材料放入锅内，注入900毫升水，武火煮滚后，改文火煮10分钟，之后倒进保温杯泡5分钟即可。

功效 补肾益精。

注意 此茶偏温性，湿热体质者忌服。

体质与性格一样，不止黑与白。你的外表可以很强悍，内心却可以很软弱。你的体质也可以夹杂不同类型的特征，不能单纯地被区分。这时候就需要看你哪一型的特征比较明显，再作适当的调适。针对8种不同体质的特征，配合不同的养生调理方法，就是改善健康状况的关键。

看大便，知身体

"大便好吗？"这是大家看中医必定被问到的问题。那么这问题背后有什么意义呢？其实大便正常与否，能直接反映身体的内在状况。所以大家冲厕所前应多花一两秒看看大便的形态，懂得看，就能大概知道自己当下的身体状况。

大便形态及背后的意义

大便形态	解说	提示
硬	一粒一粒如羊屎状、干硬，要费很大力气才能排出	最近晚睡了吧？少喝水了吧？
软	质地软如雪糕，不散烂，容易排出	生冷食物要先忍忍，饮料起码也要点"少冰"的
成形	成条状，不散烂	很好，继续维持
不成形	软而不成条状，大便稀薄，甚至散烂	这种状况出现一阵子了吧！是否午后都特别容易疲倦？这不是衰老的征兆，但也是时候正视了，看看经验丰富的中医师吧
大便不爽	感觉还有大便未排出，或冲水时马桶有粘住的大便渍	很多应酬吗？饮食方面放肆了，酒也多喝了吧？是时候戒口，吃清淡点了
大便中混杂未消化的食物	—	消化系统罢工！是时候正视了，看看经验丰富的中医师吧

体质与常见都市病的关系

常见都市病	体质							
	实				虚			
	气滞	血瘀	痰湿	湿热	气虚	血虚	阴虚	阳虚
头痛	●	●	●			●	●	●
失眠	●		●	●	●	●	●	
胃痛	●	●		●			●	●
便秘	●				●	●	●	●
肥胖			●					●
痛经	●	●		●		●		●
带下病			●	●	●			
不孕	●	●	●				●	●
痤疮				●				
湿疹				●				
闭经	●	●	●			●	●	●
尿频、遗尿					●			
哮喘					●			
腹泻	●		●	●				
头晕					●	●		
心悸						●		

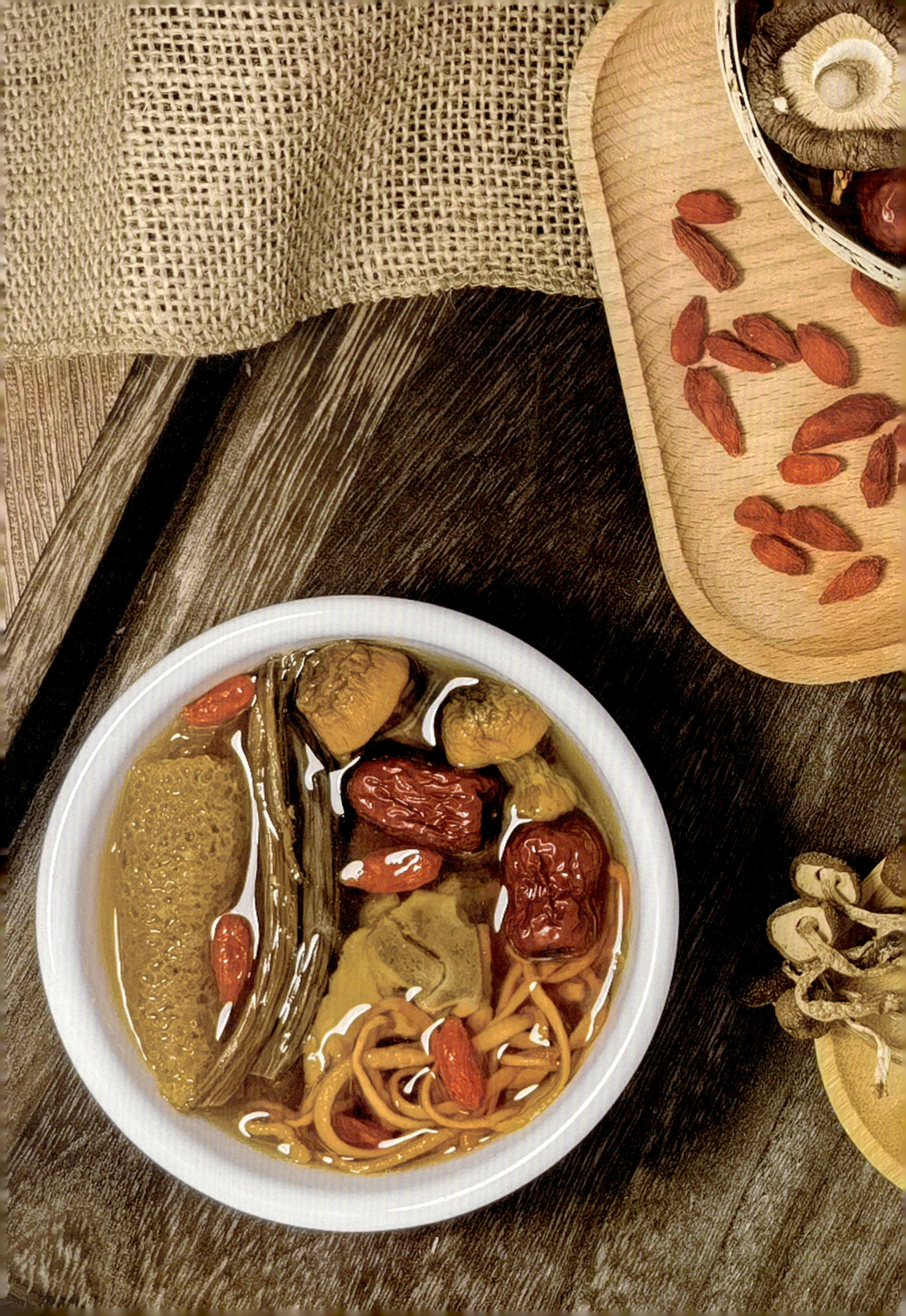

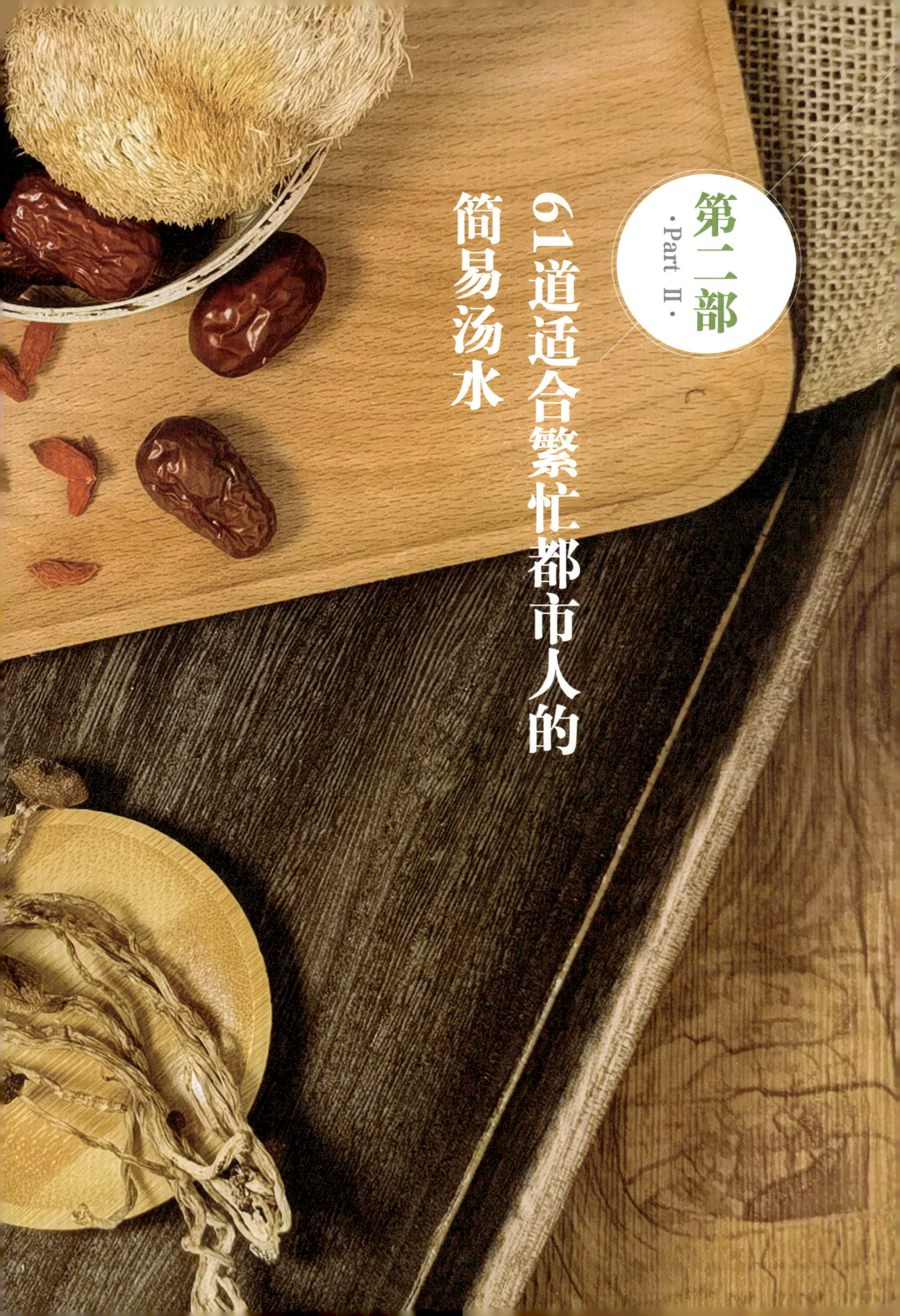

第二部
· Part II ·

61道适合繁忙都市人的
简易汤水

第三章

从饮食改善体质

　　了解自己的体质之后，有什么方法可以改善呢？其实饮食就是改善体质的不二法门！中医学认为"上医治未病"，预防胜于治疗。依据自己体质来选择吃什么、不吃什么非常重要。所以，针对8种不同体质，我们设计了61道美味汤水，烹调简易、方便。只要根据自己体质选择合适的汤水，每周饮用2~3次，就能帮助你调理身体，改善健康状况。

　　但在煲汤之前，大家应先根据中医体质特征进行分辨，了解食物的性味及功效，然后再有针对性地准备保健汤水，这样才能改善体质，远离都市病。

🍲 烹调保健汤水要诀

（1）汤水材料分量足够固然重要，但瓜菜可以多放，药材则不宜过量。普遍1~3人分量的汤水，药材只需放10~30克就可以了。

（2）汤水能养生，但老火汤却不宜每天饮用。因为老火汤煲煮的时间较长，食物中许多营养都遭到破坏，并易熬出肉类或骨头内脂肪，汤底肥腻，小孩及年长者尤其难消化，所以我会建议多喝煲汤、滚汤及药材用量少的简单汤水，这较温和清淡，既能保健，也适合一家大小饮用。

（3）习惯每天煲汤的家庭，宜选择属性较平和的药材，以及多种体质都适合的食材，如莲子、百合、山药、芡实、沙参、玉竹、白扁豆、薏苡仁、雪耳、黄豆、赤小豆等。

（4）环境偏闷热、潮湿时，药材若只以包装袋存放于橱柜，会较易长虫，所以建议大家把常用或"看门口"的药材存放于玻璃食物盒中，再腾空冰箱一层来存放保鲜。

（5）每次逛街市时顺道买1斤瘦肉及2斤猪肩胛骨（或其他煲汤骨）（注：1斤=500克）。把瘦肉及骨头都汆水，就每次煮的分量以保鲜纸或食物袋分装，最长可存放在冷冻室1~2周。这样每次要煲汤时都可以直接从冰箱中拿出，方便省时。

（6）本书介绍的汤水一年四季都适合饮用，具有不同保健功效，因性质温和，倘若喝错了不适合自己体质的汤也无大碍，但当然最好按照个人体质特征饮用汤水，这样才能达到最佳的食疗功效。

（7）改变日常的生活饮食习惯并慢慢调理，总比短暂的中药治疗好。请谨记健康之道是平衡。汤水只是日常养生保健的参考，大家必须根据自己体质与健康状况饮用。汤水不能代替药物治疗及医师的诊治，如有任何问题请咨询中医师。

🍲 煲汤新手词汇

1. 汆水
把食材放入沸水中片刻，通过水的热力烧煮食材，以去除肉类血水、腥味和部分油脂。

2. 文火

火力小而缓。

3. 武火

火力大而猛。

🍲 基本煲汤方程式

1. 老火汤

材料洗净备用。锅内加入2 500毫升水，冷水加入材料，武火煮至水滚后，改文火煮3小时。

2. 煲汤

材料洗净备用。锅内加入2 000毫升水，冷水加入材料，武火煮至水滚后，改文火煮1.5～2小时。

3. 滚汤

材料洗净备用。锅内加入2 000毫升水，冷水加入材料，武火煮至水滚后，改文火煮15分钟。

🍲 按体质挑选食材或煲汤有什么基本原则？

五谷粗粮、西兰花、莲子、百合、山药、熟薏苡仁等食材性质较平和，人人都适合，但瓜类、海带、菇类、豆腐则偏寒，经常面色青白、手脚冰冷、爱喝温水的偏寒体质者，不宜每日进食。而面色较红、怕热、口苦、眼干、容易口干、便秘的偏热体质者则不宜经常温补，故少用大枣、枸杞子、龙眼肉等热性药材入汤。

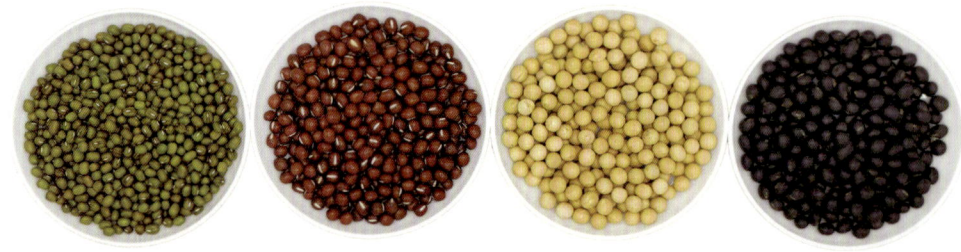

🍲 如果一家五口是不同体质，岂不是要煲五锅汤？

其实不然，大家可参考以下体质与汤水的搭配表，一些汤水也适合多种体质饮用，煲汤时可视家人的身体状况来选择。

体质与汤水的搭配

适合的汤水	体质							
	气滞	血瘀	痰湿	湿热	气虚	血虚	阴虚	阳虚
气滞体质的汤水	●	●	●	●			●	
血瘀体质的汤水	●	●	●				●	
痰湿体质的汤水	●	●	●	●	●	●		
湿热体质的汤水	●			●				
气虚体质的汤水					●	●		●
血虚体质的汤水					●	●		●
阴虚体质的汤水	●	●					●	●
阳虚体质的汤水					●	●	●	●

🍲 分清楚煲汤食材，切忌乱补

"红豆、赤小豆不是一样的吗？""人参、高丽参、花旗参和太子参有什么分别？""感冒时真的不能喝鸡汤？"看诊时常有病人提问一些关于煲汤食材的问题，原来很多人会误把名字或外表相似的食材混淆，也有很多人以为鸡汤、人参汤滋补就胡乱饮用。其实在烹调保健汤水之前，应先分清楚不同食材的功效和禁忌，分析自己的身体状况和体质，这样才能对症下药，调理体质，否则除了浪费食材的功效，更对身体有害无益。

1 鸡、鹌鹑、乌鸡的功效有什么分别？感冒时真的不能喝鸡汤？

鸡　　性温，能补益气血，暖胃。感冒期间或湿热、痰湿体质者不宜食用。体质虚弱、久病后、产后宜做补品适量食用。

鹌鹑　又称"动物人参"。性平，容易被消化吸收，能健脾助消化，滋补肝肾。适合孕妇、产妇、老年人、体弱者服用。

乌鸡　又称"乌骨鸡"。性平，能滋阴清热，补肝益肾。适合阴虚体质者食用。

切忌以为鸡汤滋补就胡乱饮用，若感觉身体有热症如口苦、口干、咽喉痛、眼干、长口疮和痤疮等或感冒时都不宜喝鸡汤，宁以鹌鹑代替。而阴虚体质者则适宜以乌鸡煲汤饮用。

2 人参、高丽参、花旗参、太子参都有补气的功效，它们有什么分别？

人　参　性微温，有大补元气、生津止渴、安神等功效。适合阳虚、气虚、血虚体质者。

高丽参　与人参功效一样，只是产地不同。

花旗参　又称西洋参。性凉，阴虚有火者适用，能缓解晚睡引起的心烦、小便量少色黄、大便偏干、口干等虚热症状。

太子参　性平，与花旗参一样都能补气养阴、生津止渴，但功效不及花旗参强，小儿或不宜温补者较适宜用太子参。

4种参皆能补气，但针对的体质状况有所不同，要小心选择，切忌乱补。

3 大枣、南枣、蜜枣有什么分别？

大枣　又称红枣。把鲜枣烘至皮软后再晒干，能补气养血安神。适合气虚、血虚体质者。

南枣　把鲜枣以热水煮过后晒干，再以木柴火熏过，能滋阴补血。适合阴虚、血虚体质者。

蜜枣　把大青枣周身切割多次并以白糖煮后晒干，能生津润燥。适合各种体质者。

把大枣、南枣、蜜枣合起来制作的三枣茶有补气血的功效。痰湿、湿热、阴虚体质及容易消化不良者不宜食用。

④ 雪耳、金耳、木耳、白背木耳有什么分别？

雪　　耳　又称白木耳、银耳。性平，能滋阴润肺，补脾胃，是润肤佳品，老少咸宜。感冒、痰湿及湿热体质者不宜食用。

金　　耳　性平，其滋阴润肺及补脾胃的效果更胜雪耳。感冒、痰湿及湿热体质者不宜食用。

木　　耳　又称黑木耳。性平，能凉血活血。适合湿热肥胖及血瘀体质者。大便稀烂者慎服。

白背木耳　性平，跟黑木耳一样能凉血活血，另有润肠通便的功效。适合湿热肥胖及血瘀体质者。大便稀烂者慎服。

⑤ 生、熟薏苡仁，洋薏米有什么分别？是否皆有健脾祛湿的功效？

生薏苡仁　性凉，能清热健脾化湿，消肿排脓。适合痰湿、湿热体质者服用。注意孕妇及小便频密、便秘者慎服。

熟薏苡仁　性平，熟薏苡仁经炒熟后作用温和，以健脾为主。适合气虚、血虚、阳虚、痰湿、湿热体质者服用。孕妇必须先了解自己体质再决定是否食用或询问过中医师后才食用。

洋 薏 米　又称珍珠麦。是磨去谷皮的大麦，能健脾和回乳。疗效不大，适合各种体质者服用。

生、熟薏苡仁多作为健脾祛湿的汤水药材使用，而洋薏米则没有此功效。

⑥ 赤小豆、红豆有什么分别？

赤小豆　性平，能利水祛湿，消肿解毒。适合痰湿、湿热体质者食用。

红　豆　性平，一般能补血。适合气虚、血虚、阳虚体质者食用。

因为外表相似，赤小豆与红豆很容易被混淆。赤小豆外形细长，呈暗红色；红豆则较圆浑，颜色较鲜。两者的功效大为不同，赤小豆粥能祛湿，红豆粥则不能。

7　茯苓、土茯苓有什么分别？

茯　苓　性平，能健脾渗湿，安神。适合各种体质者。

土茯苓　性平，能解毒祛湿，通利关节。适合湿热体质者。

茯苓通过健脾可帮助水液运行，达到祛湿的功效。土茯苓可清热解毒祛湿，尤其有助于通利关节、强筋骨，却不宜作日常保健饮用，煲汤时应根据身体情况进行加减。

8　冬虫夏草、虫草花有什么分别？

冬虫夏草　性温，名贵中药材，能补肾，润肺益气，止血化痰。适合气虚、血虚、阳虚体质者。身体有偏热症状如口干、口苦、长口疮、便秘等不宜服用。

虫 草 花　性平，补益功效不及冬虫夏草，但也有滋肺补肾、抗衰老等作用。适合各种体质者食用。

9　佛手和佛手柑、佛手瓜有什么分别？

佛手又名佛手柑，晒干或阴干后可作为药材使用，与佛手瓜一样都有疏肝解郁、理气和胃的功效，另可燥湿化痰，适合容易胃部不适或胃胀，以及气滞、痰湿体质者食用。

10　玉竹和海玉竹有什么分别？

玉竹与海玉竹两者都有养阴润燥、生津止渴的功效，适合阴虚体质者或长期熬夜出现口干、皮肤干燥等偏热症状时服用。注意，容易肠胃不适及气滞、痰湿体质者不宜服用。海玉竹则另有补气、健脾补肾的功效，味道较佳，但售价稍贵。

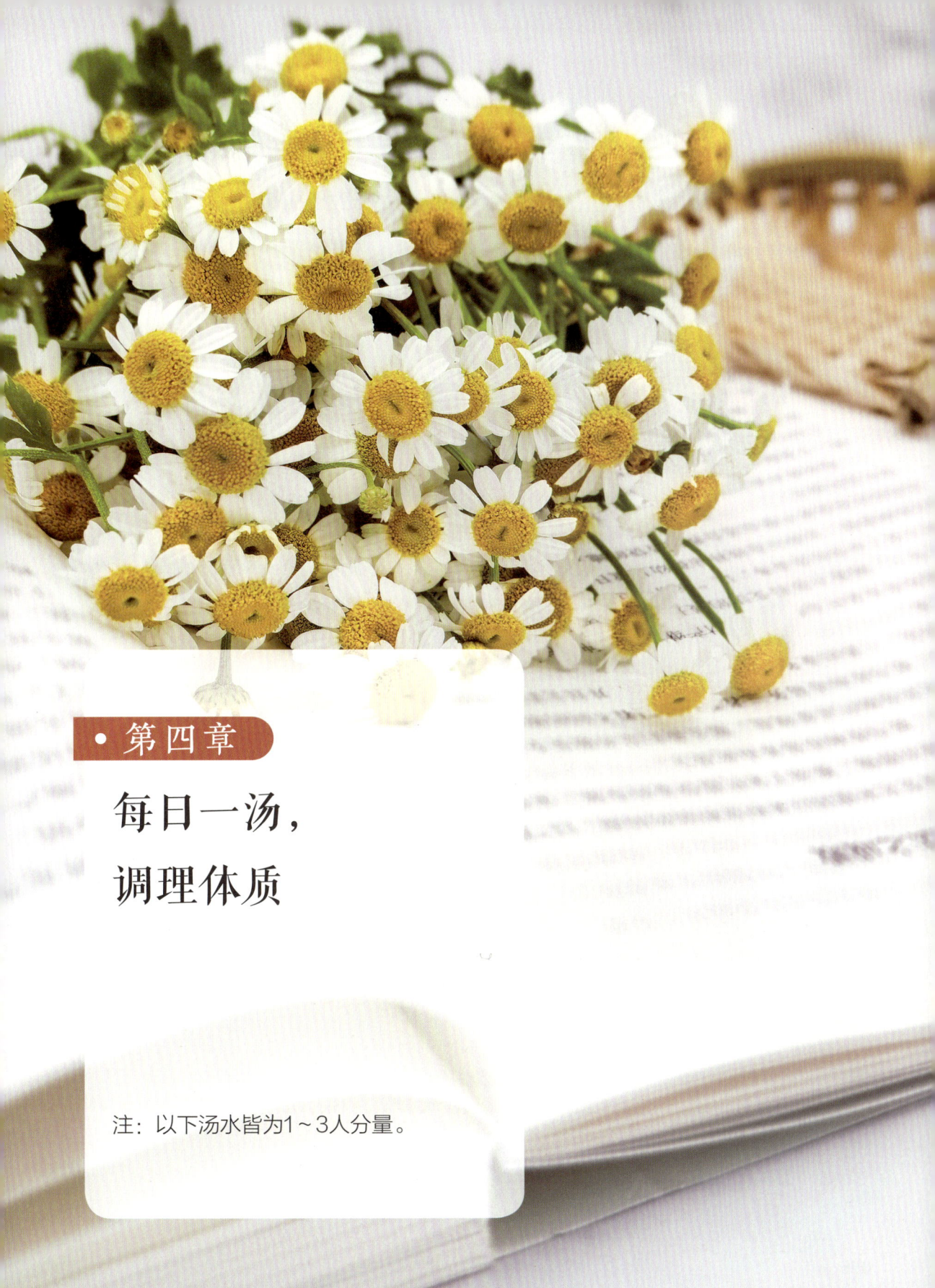

第四章

每日一汤，
调理体质

注：以下汤水皆为1~3人分量。

• 气滞体质 •

　　宜多选择疏肝理气、安神解郁的食材，如佛手、猴头菇、莲藕、五指毛桃、百合、莲子、陈皮、丝瓜、白萝卜、芡实、玫瑰花、茉莉花和九层塔等。

• Qi Stagnation Constitution •

Eat more foods that disperse stagnated liver qi and refresh the mind such as finger citron, monkey head mushroom, lotus root, hairy fig root, lily bulb, lotus seed, dried citrus peel, loofah, white radish, foxnut, rose, jasmine and basil.

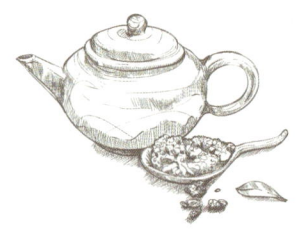

气滞体质10大常备煲汤食材

The Top Ten Ingredients Used in Soups to Treat Qi Stagnation

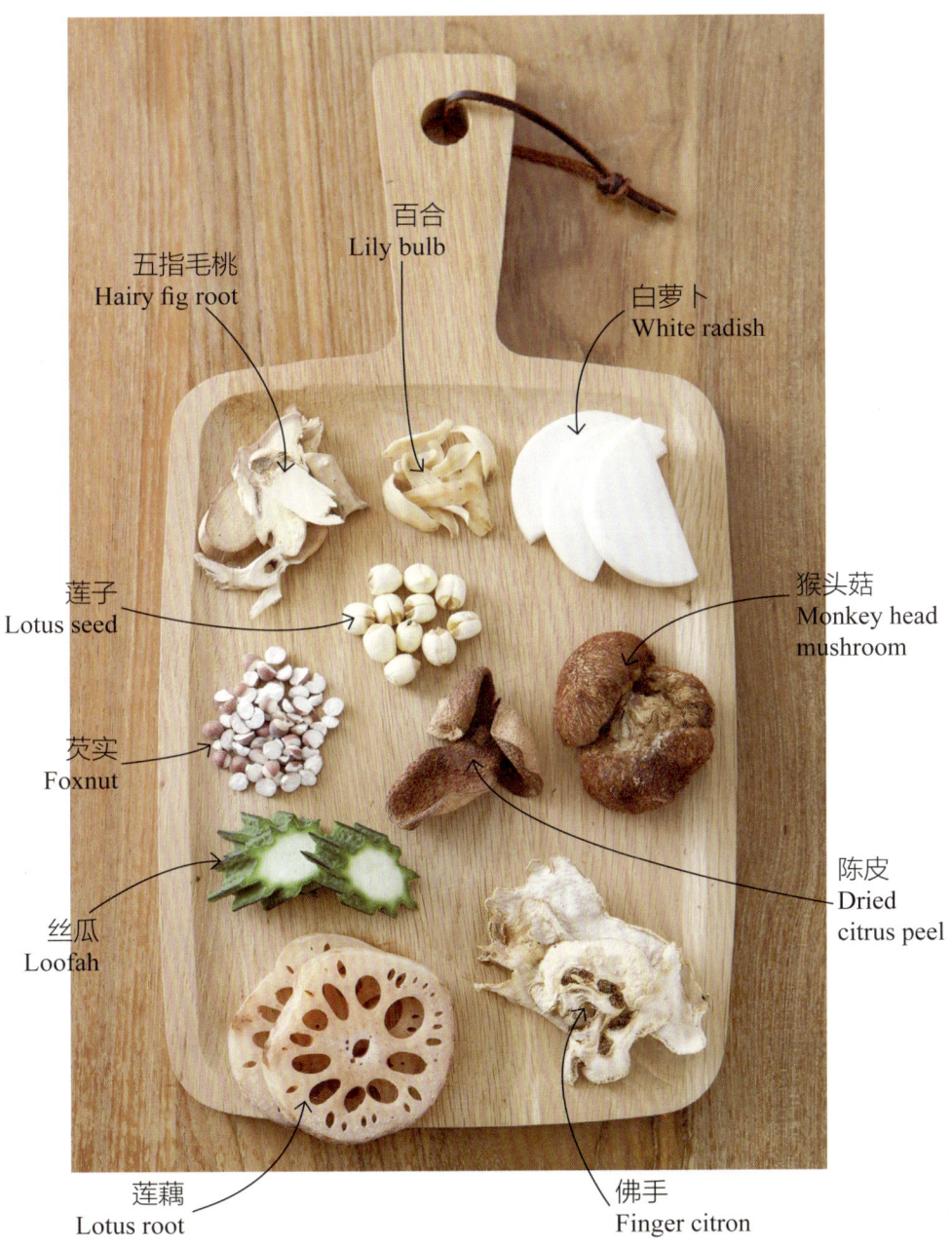

百合
Lily bulb

五指毛桃
Hairy fig root

白萝卜
White radish

莲子
Lotus seed

猴头菇
Monkey head
mushroom

芡实
Foxnut

陈皮
Dried
citrus peel

丝瓜
Loofah

莲藕
Lotus root

佛手
Finger citron

木瓜苹果雪耳汤

Papaya, apple and snow fungus soup

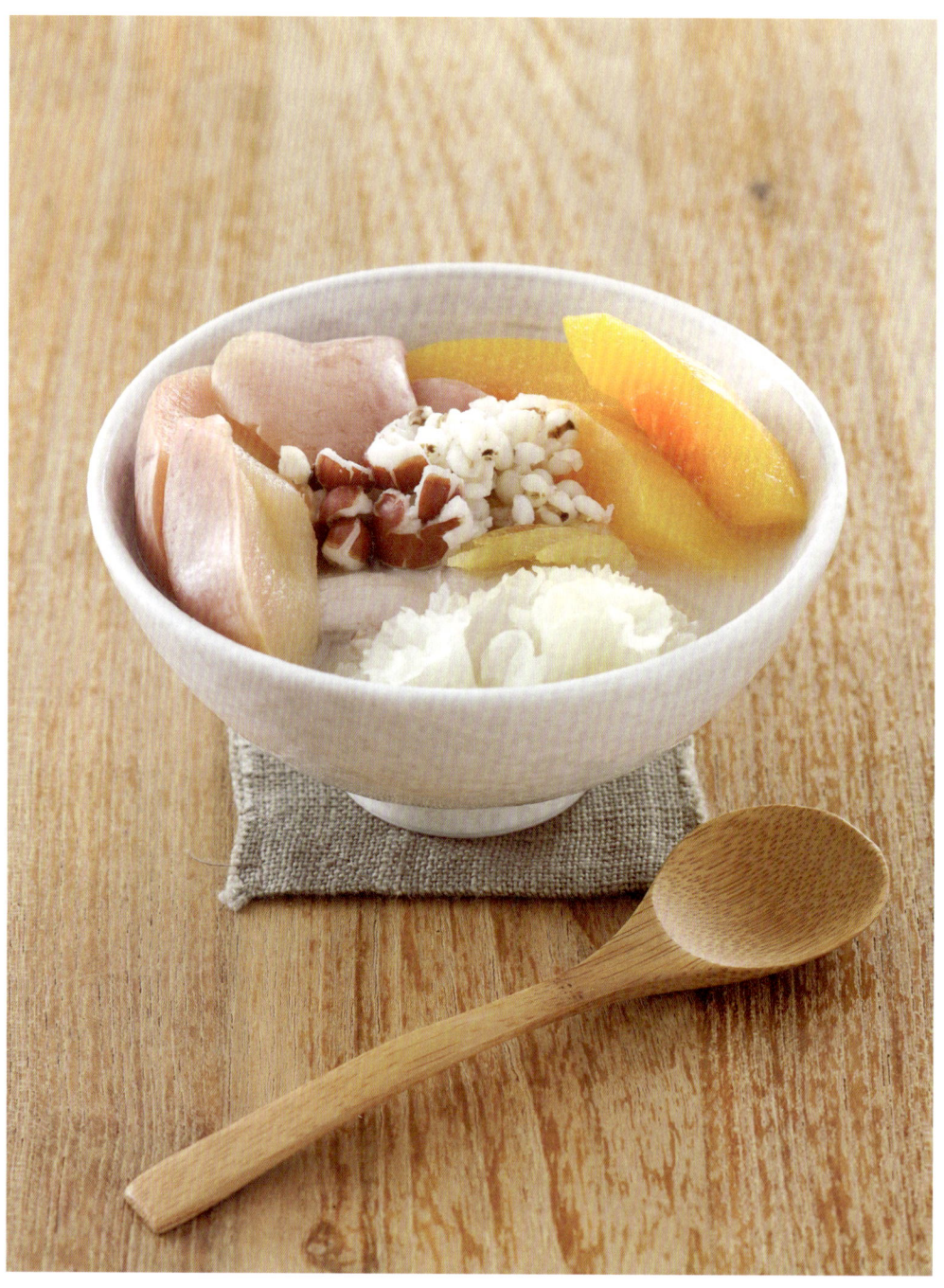

材料

木瓜1个、苹果（连皮）2个、雪耳1块、生薏苡仁40克、芡实40克、蜜枣3枚、猪腱300克。

· Ingredients

1 papaya, 2 unpeeled apples, 1 piece of snow fungus, 40g raw coix seeds, 40g foxnuts, 3 candied dates, 300g pork shin.

做法

1. 把所有材料洗净。猪腱汆水。木瓜去皮去籽、苹果连皮去心，切大块。
2. 雪耳泡水半日，把黑色底部剪掉备用。
3. 锅中加入2 500毫升水，放入全部材料，武火煮至水滚，改文火煮2小时，最后下盐调味即可。

· Preparation methods

1. Rinse all ingredients thoroughly. Blanch the pork shin. Remove the skin and seeds from the papaya, core the apples (with skin) and cut both into large chunks.
2. Soak the snow fungus in water for half a day, and cut away the black bits on the bottom.
3. Combine ingredients with 2 500ml of water in a pot, and place over high heat until the water boils. Switch to low heat and simmer for an additional 2 hours. Add salt to taste.

功效

健脾养胃润肺。缓解压力大，皮肤干燥、暗哑等症状。

· Effects

Strengthens the spleen and nourishes the stomach and lungs. Relieves symptoms of stress and dry or dull skin.

五指毛桃佛手胡萝卜汤

Hairy fig root, finger citron and carrot soup

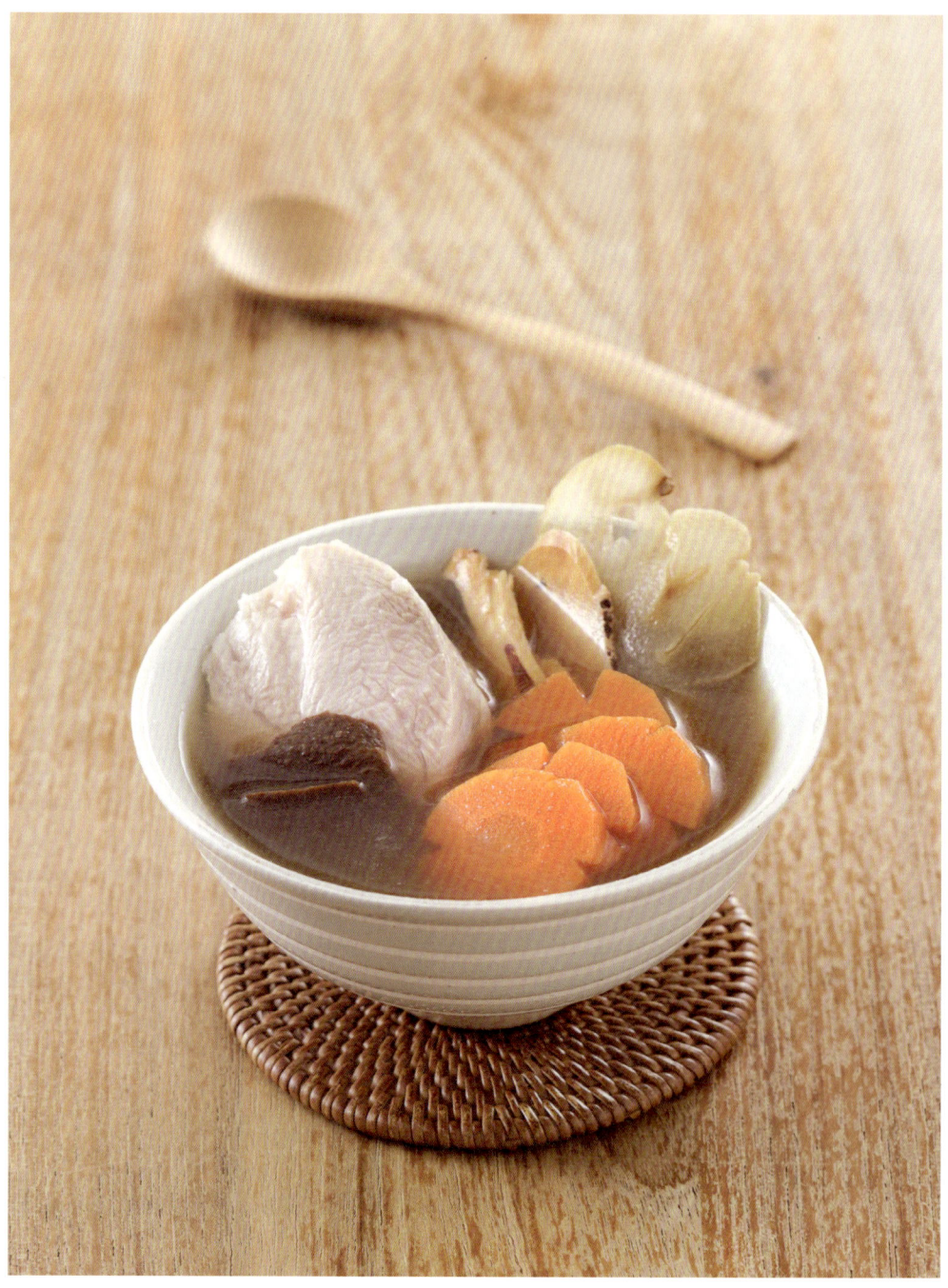

材料

五指毛桃（干品）80克、佛手（干品）10克、胡萝卜2根、陈皮1角、蜜枣5枚、猪腱300克。

· **Ingredients**

80g dried hairy fig root, 10g dried finger citron, 2 carrots, 1 dried citrus peel, 5 candied dates, 300g pork shin.

做法

1. 把所有材料洗净。猪腱汆水。胡萝卜去皮切片备用。
2. 锅中加入2 500毫升水，放入全部材料，武火煮至水滚，改文火煮2小时，最后下盐调味即可。

· **Preparation methods**

1. Rinse all ingredients thoroughly. Blanch the pork shin. Peel and slice the carrots .
2. Combine ingredients with 2 500ml of water in a pot, and place over high heat until the water boils. Switch to low heat and simmer for an additional 2 hours. Add salt to taste.

功效

行气健脾。缓解精神压力大、思虑多、食欲差、经常叹气等症状。

· **Effects**

Promotes qi circulation and strengthens the spleen. Alleviates mental stress, overthinking, poor appetite and frequent sighing.

五指毛桃山药芡实汤

Hairy fig root, wild yam and foxnut soup

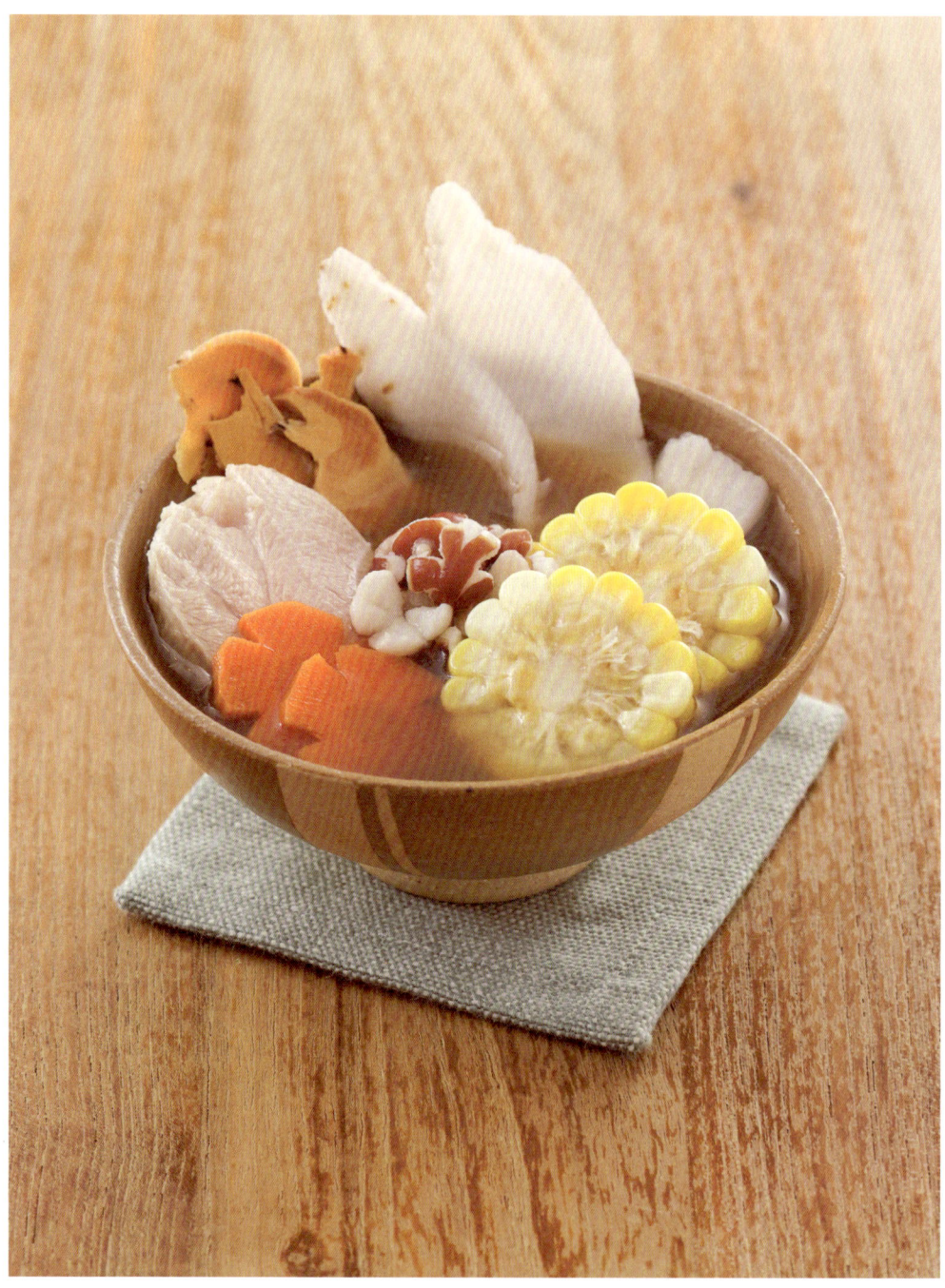

**材料**

五指毛桃（干品）80克、山药（干品）15克、芡实15克、胡萝卜1根、玉米（连须连芯）1根、蜜枣3枚、猪腱300克。

· **Ingredients**

80g dried hairy fig root, 15g dried wild yam, 15g foxnuts, 1 carrot, 1 ear of corn (including silk and pith), 3 candied dates, 300g pork shin.

**做法**

1. 把所有材料洗净。猪腱汆水。胡萝卜去皮切片，玉米连须连芯切大块备用。

2. 锅中加入2 500毫升水，放入全部材料，武火煮至水滚，改文火煮2小时，最后下盐调味即可。

· **Preparation methods**

1. Rinse all ingredients thoroughly. Blanch the pork shin. Peel and slice the carrot, cut the corn (with silk and pith) into large chunks.

2. Combine ingredients with 2 500ml of water in a pot, and place over high heat until the water boils. Switch to low heat and simmer for an additional 2 hours. Add salt to taste.

**功效**

行气健脾。缓解容易激动、力不从心感等症状。

· **Effects**

Promotes qi circulation and strengthens the spleen. Calms and relieves feelings of agitation or lethargy.

🍵 **小贴士 / Tips**

五指毛桃并不是桃，而是草药的一种。其具有椰子的清香，能健脾行气祛湿。

Hairy fig root, also known as ficus hirta, is an herb that gives off a refreshing, coconut-like aroma. It effectively strengthens the spleen, regulates qi and expels dampness.

猴头菇麦冬胡萝卜汤

Monkey head mushroom, dwarf lilyturf tuber and carrot soup

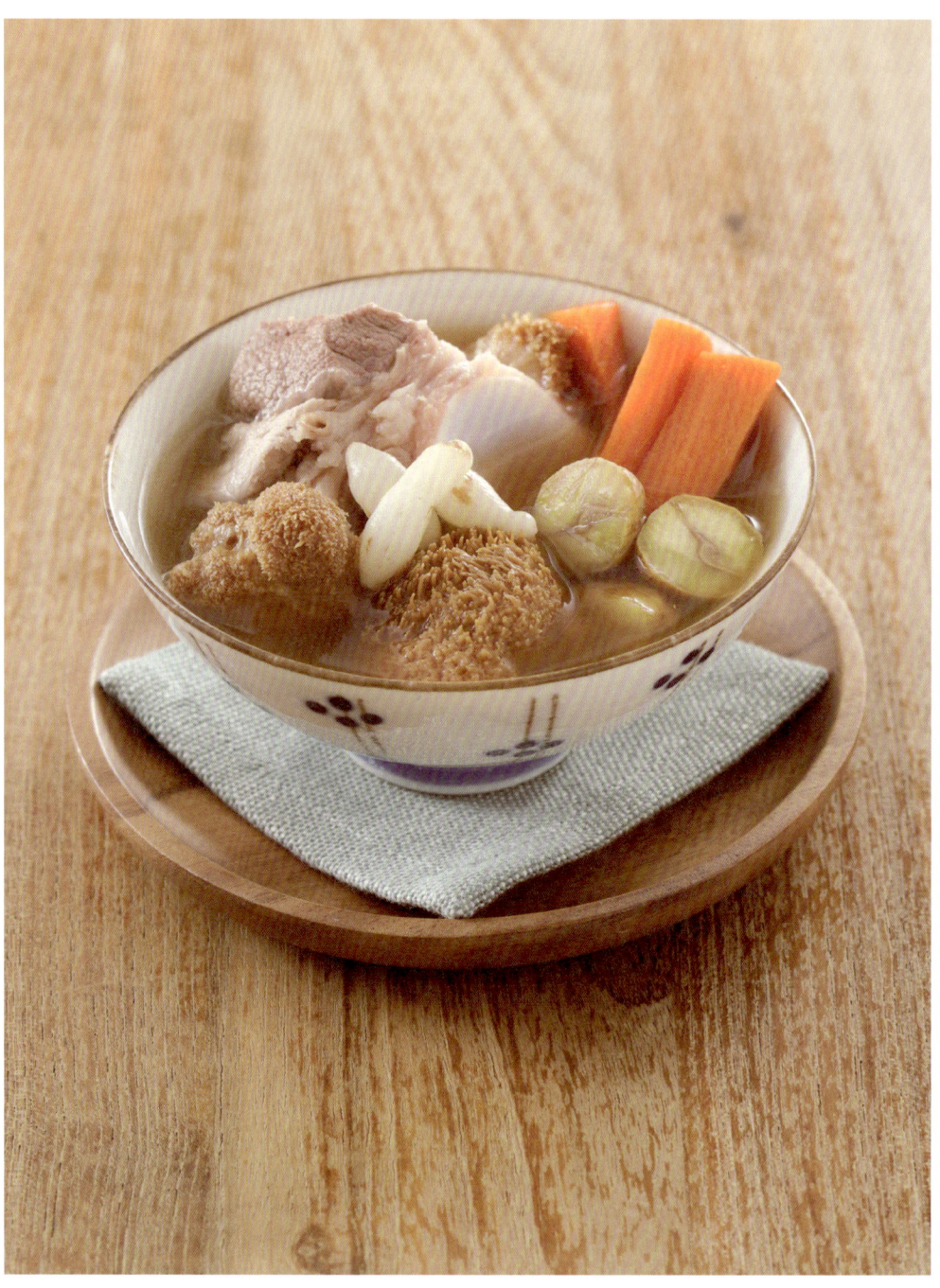

 **材料**

猴头菇（干品）2个、麦冬20克、胡萝卜2根、栗子80克、蜜枣3枚、猪肩胛骨3块。

· **Ingredients**

2 dried monkey head mushrooms, 20g dwarf lilyturf tuber, 2 carrots, 80g chestnuts, 3 candied dates, 3 pieces of pork shoulder bones.

 **做法**

1. 把所有材料洗净。猪肩胛骨汆水。胡萝卜去皮切大块备用。
2. 栗子去皮。猴头菇洗净后泡水40分钟备用。
3. 锅中加入2 500毫升水，放入全部材料，武火煮至水滚，改文火煮2小时，最后下盐调味即可。

· **Preparation methods**

1. Rinse all ingredients thoroughly. Blanch the pork shoulder bones. Peel the carrots and cut them into large chunks.
2. Shell the chestnuts. Soak the monkey head mushrooms in water for 40 minutes.
3. Combine ingredients with 2 500ml of water in a pot, and place over high heat until the water boils. Switch to low heat and simmer for an additional 2 hours. Add salt to taste.

 **功效**

健脾益肾。缓解因工作或生活压力大而导致的胃部不适等症状。

· **Effects**

Strengthens the spleen and nourishes the kidneys. Relieves stress-related stomach discomfort.

📷 **小贴士 / Tips**

猴头菇性平，有健胃助消化、益肾补虚之效。

Monkey head mushroom is mild in nature and helps to strengthen the stomach, aid digestion, nourish the kidneys and replenish deficiencies.

莲藕赤小豆眉豆汤

Lotus root, rice bean and purple haricot soup

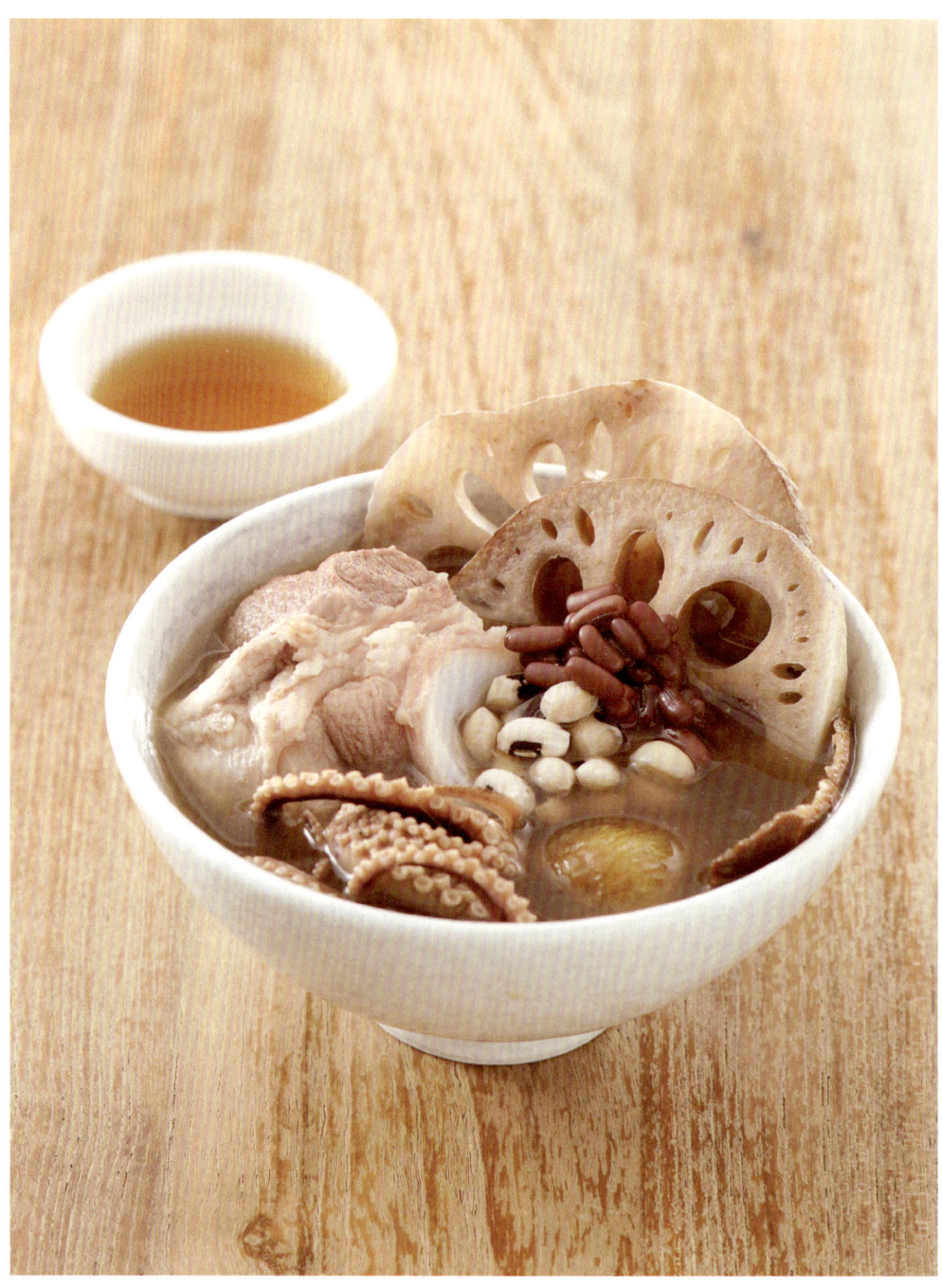

 **材料**

莲藕1根、赤小豆30克、眉豆30克、章鱼干1只、蜜枣3枚、陈皮1角、猪肩胛骨3块。

· **Ingredients**

1 lotus root, 30g rice beans, 30g purple haricots, 1 dried octopus, 3 candied dates, 1 dried citrus peel, 3 pieces of pork shoulder bones.

 **做法**

1. 把所有材料洗净，章鱼干泡水半天。猪肩胛骨及章鱼干汆水。莲藕去皮切片备用。
2. 锅中加入2 500毫升水，放入全部材料，武火煮至水滚，改文火煮2小时，最后下盐调味即可。

· **Preparation methods**

1. Rinse all ingredients thoroughly, and soak the dried octopus for half a day. Blanch the pork shoulder bones and dried octopus. Peel and slice the lotus root.
2. Combine ingredients with 2 500ml of water in a pot, and place over high heat until the water boils. Switch to low heat and simmer for an additional 2 hours. Add salt to taste.

 **功效**

理气祛湿健脾。缓解精神压力大、经常叹气、郁闷等症状。

· **Effects**

Regulates qi, expels dampness and strengthens the spleen. Relieves mental stress, frequent sighing and low mood.

📖 **小贴士 / Tips**

此汤能理气、健脾、祛湿，尤其适合春夏或郁闷时饮用。

This soup helps to regulate qi, strengthen the spleen and expel dampness, and is particularly effective if taken during the spring and summer, or during periods of low mood.

白萝卜牛尾汤

White radish and oxtail soup

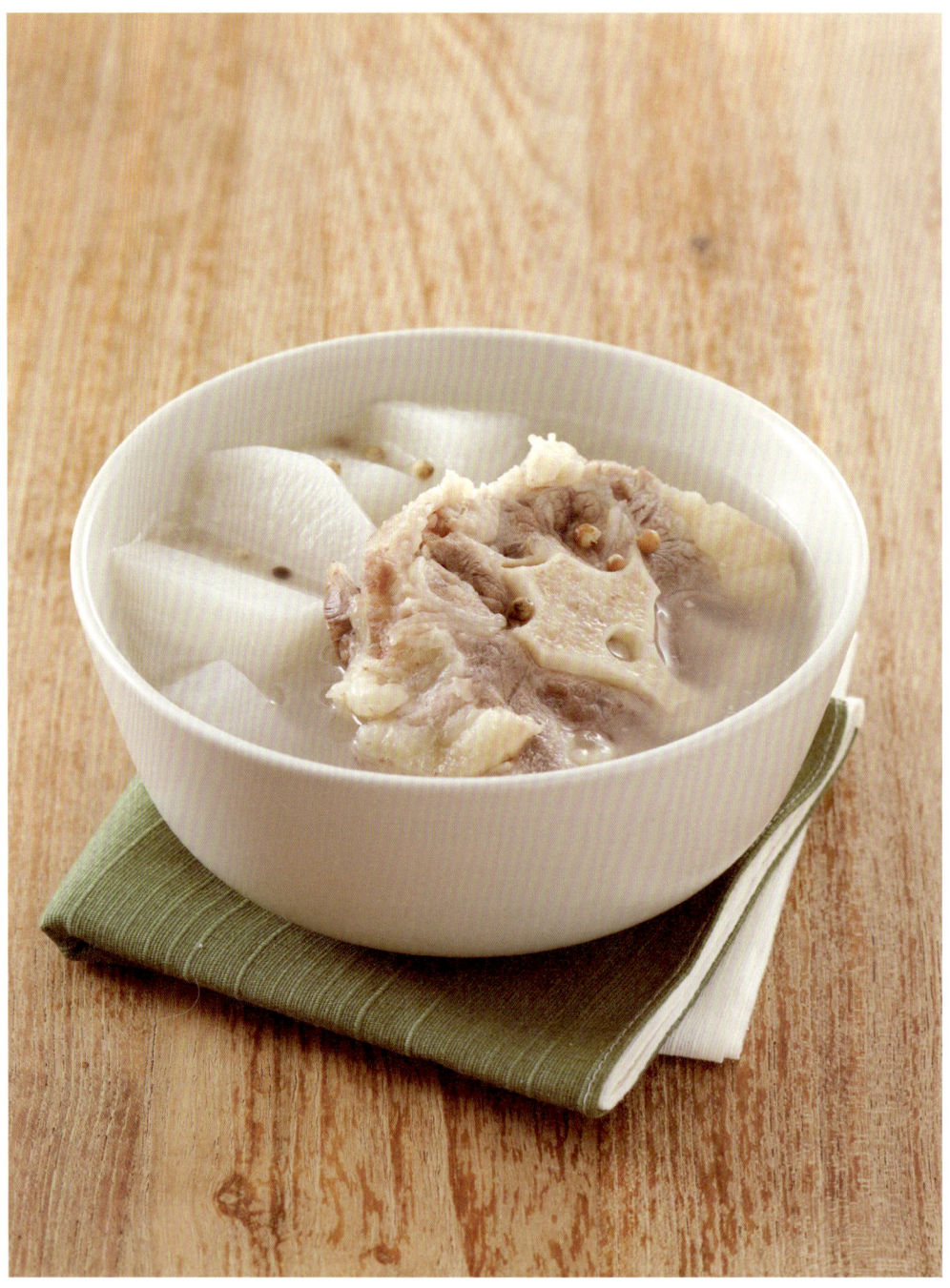

材料 白萝卜1根、牛尾3块、黑胡椒粒2汤匙。

· **Ingredients**

1 white radish, 3 pieces of oxtail, 2 tablespoons black pepper.

做法

1. 把所有材料洗净。牛尾氽水备用。白萝卜去皮切大块备用。
2. 锅中加入2 500毫升水，放入全部材料，武火煮至水滚，改文火煮2小时，最后下盐调味即可。

· **Preparation methods**

1. Rinse all ingredients thoroughly. Blanch the oxtail. Peel and cut the white radish into large chunks.
2. Combine ingredients with 2 500ml of water in a pot, and place over high heat until the water boils. Switch to low heat and simmer for an additional 2 hours. Add salt to taste.

功效 理气消滞。缓解饮食停滞、脘腹满闷等症状。

· **Effects**

Regulates qi and relieves food stagnation. Soothes feelings of fullness or bloatedness in the abdomen.

🍵 **小贴士 / Tips**

　　白萝卜性寒，能清热化痰、助消化。但注意脾胃虚弱者不宜大量饮用此汤。

White radish is cold in nature and is particularly effective for clearing heat, reducing phlegm and improving digestion. However, those with a weak spleen and stomach should drink this soup in moderation.

佛手瓜胡萝卜鹌鹑汤

Chayote, carrot and quail soup

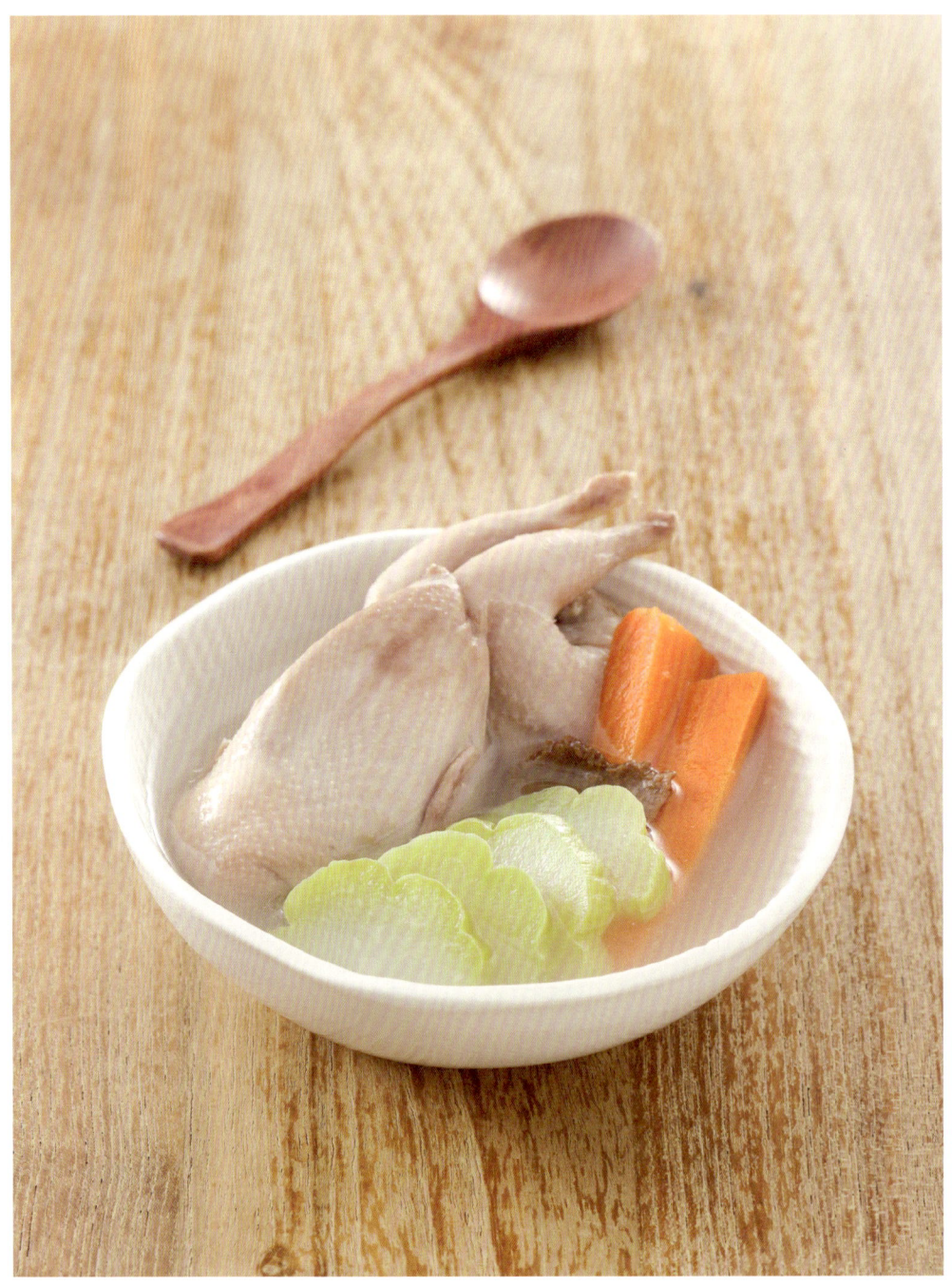

材料

佛手瓜2个、胡萝卜2根、鹌鹑1只、陈皮1角。

· **Ingredients**

2 chayotes, 2 carrots, 1 quail, 1 dried citrus peel.

做法

1. 把所有材料洗净。鹌鹑氽水备用。佛手瓜切片,胡萝卜去皮切大块备用。

2. 锅中加入2 500毫升水,放入全部材料,武火煮至水滚,改文火煮2小时,最后下盐调味即可。

· **Preparation methods**

1. Rinse all ingredients thoroughly. Blanch the quail. Slice the chayotes. Peel the carrots and cut them into large chunks.

2. Combine ingredients with 2 500ml of water in a pot, and place over high heat until the water boils. Switch to low heat and simmer for an additional 2 hours. Add salt to taste.

功效

理气健脾开胃。缓解因精神压力大而导致的食欲差等症状。

· **Effects**

Regulates qi, strengthens the spleen and improves appetite. Relieves poor appetite caused by mental stress.

小贴士 / Tips

此汤水清润香甜,适合一家大小饮用。

This soup is light, nourishing and sweet, and is suitable for the whole family.

莲藕百合莲子汤

Lotus root, lily bulb and lotus seed soup

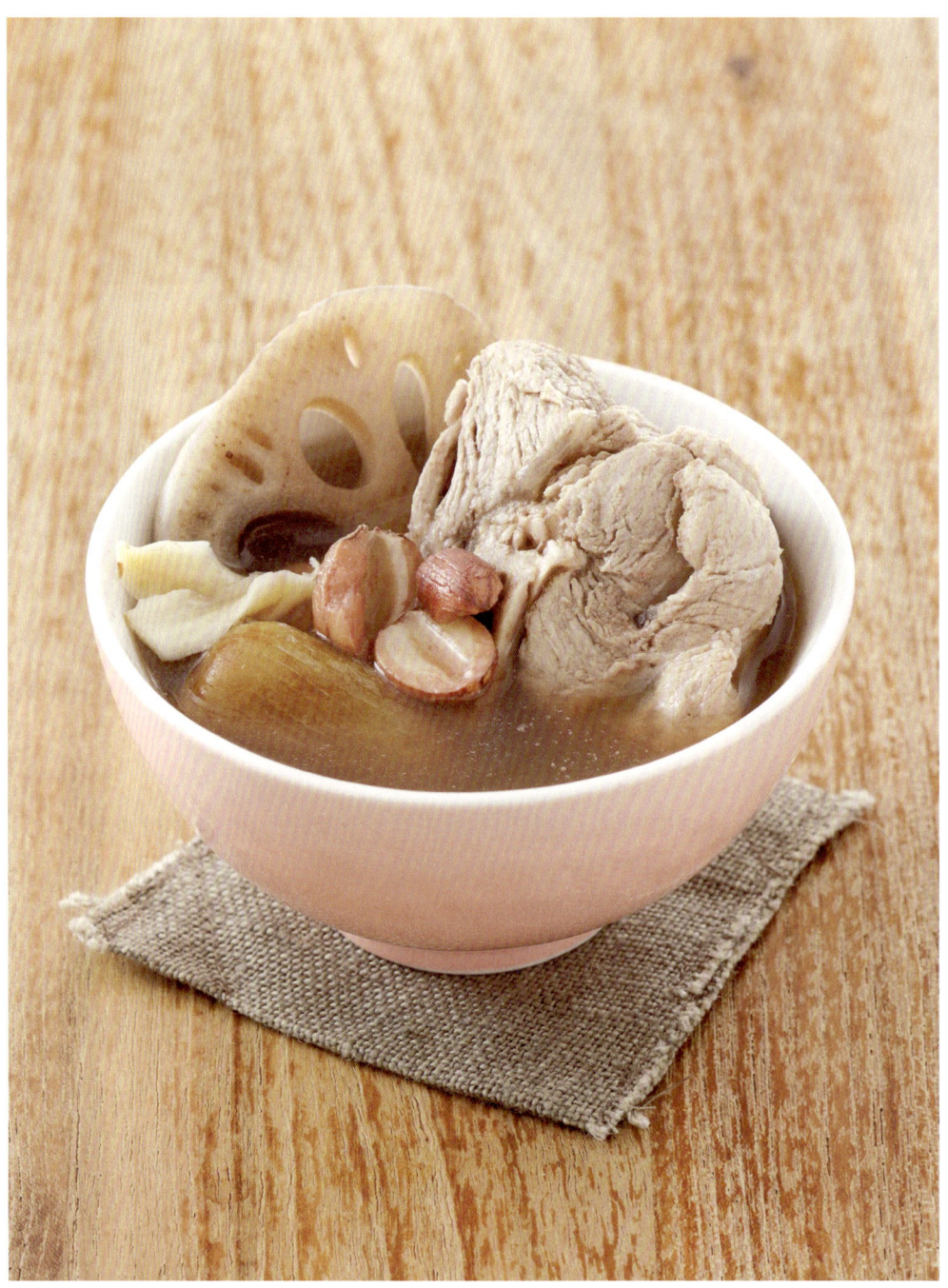

 **材料**

莲藕1根、百合30克、莲子30克、蜜枣4枚、猪肩胛骨3块。

· **Ingredients**

1 lotus root, 30g lily bulbs, 30g lotus seeds, 4 candied dates, 3 pieces of pork shoulder bones.

 **做法**

1. 把所有材料洗净。猪肩胛骨汆水备用。莲藕去皮切片备用。
2. 锅中加入2 500毫升水，放入全部材料，武火煮至水滚，改文火煮1.5小时，最后下盐调味即可。

· **Preparation methods**

1. Rinse all ingredients thoroughly. Blanch the pork shoulder bones. Peel and slice the lotus root.
2. Combine ingredients with 2 500ml of water in a pot, and place over high heat until the water boils. Switch to low heat and simmer for an additional 1.5 hours. Add salt to taste.

 **功效**

缓解因精神压力大而导致的面部肤色暗哑、心烦不得入眠等症状。

· **Effects**

Alleviates dull skin tone and insomnia caused by mental stress.

🍵 **小贴士 / Tips**

莲子和百合这两者搭配有清心安神的功效，是非常健康的汤水。

A combination of lotus seeds and lily bulbs produces a healthy soup that clears heart-fire and calms the mind.

· 血瘀体质 ·

　　宜多选择行气活血、化瘀止痛的食材，如白背木耳、黑豆、益母草、三七、核桃、枸杞子、莲藕、胡萝卜、番茄、山楂、醋、黑木耳和茄子等。

· Blood Stasis Constitution

Eat more foods that promote qi and blood circulation, and alleviate blood stasis such as white-back fungus, black bean, motherwort herb, sanqi, walnut, barbary wolfberry fruit, lotus root, carrot, tomato, hawthorn fruit, vinegar, black fungus and eggplant.

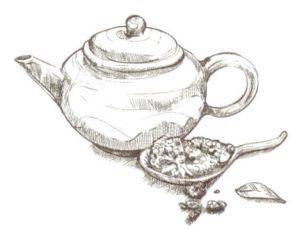

血瘀体质10大常备煲汤食材

The Top Ten Ingredients Used in Soups to Treat Blood Stasis

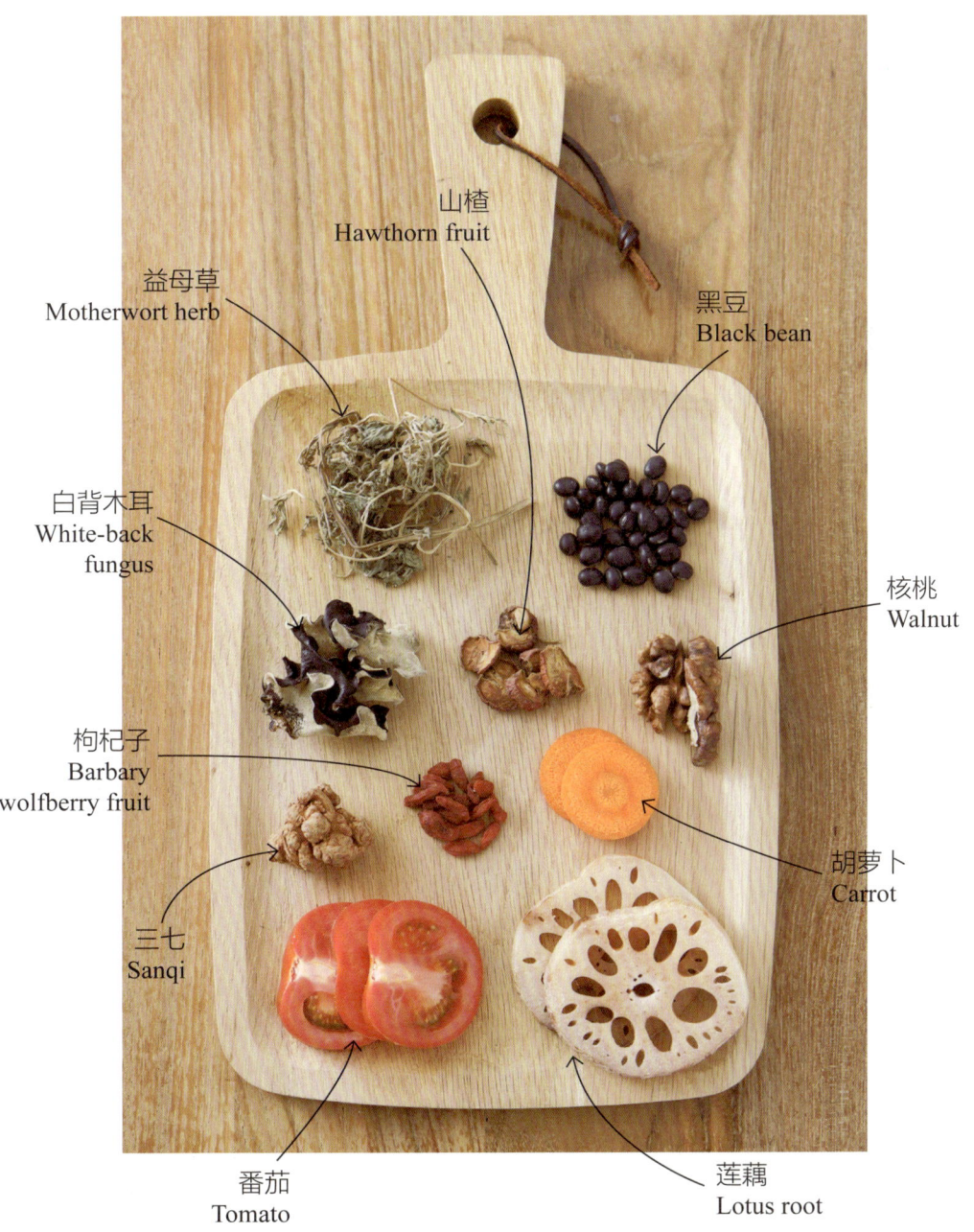

益母草
Motherwort herb

山楂
Hawthorn fruit

黑豆
Black bean

白背木耳
White-back fungus

核桃
Walnut

枸杞子
Barbary wolfberry fruit

胡萝卜
Carrot

三七
Sanqi

番茄
Tomato

莲藕
Lotus root

益母草大枣汤

Motherwort herb and Chinese date soup

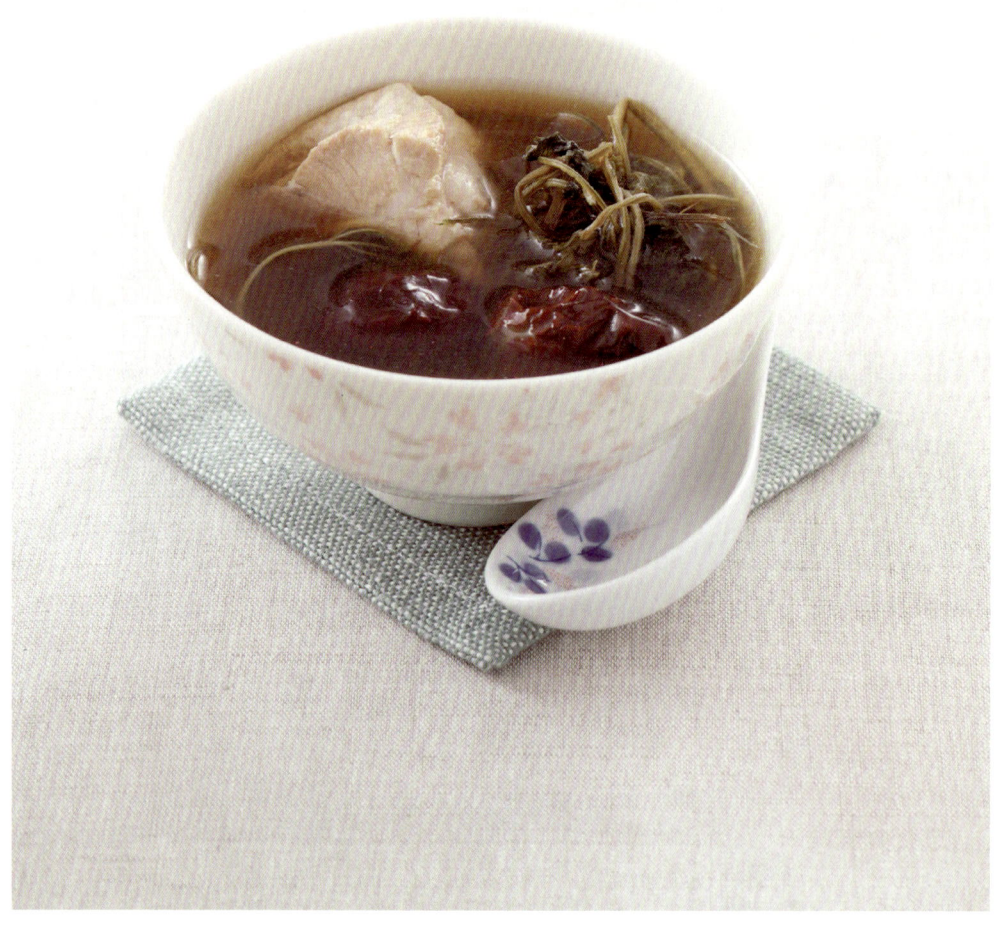

材料

益母草30克、大枣6枚、猪腱300克。

· **Ingredients**

30g motherwort herb, 6 Chinese dates, 300g pork shin.

做法

1. 把所有材料洗净。猪腱氽水备用。
2. 锅中加入2 500毫升水，放入全部材料，武火煮至水滚，改文火煮1小时，最后下盐调味即可。

· **Preparation methods**

1. Rinse all ingredients thoroughly. Blanch the pork shin.
2. Combine ingredients with 2 500ml of water in a pot, and place over high heat until the water boils. Switch to low heat and simmer for 1 hour. Add salt to taste.

功效

活血。缓解女性月经伴有血块、黑眼圈、唇色深等症状。

· **Effects**

Promotes blood circulation. Recommended for women exhibiting clots in menstrual blood, and for relief of symptoms such as dark circles under the eyes and dark lip color.

📮 **小贴士** / **Tips**

益母草具有活血化瘀及调经的功效，可于经前7～10天饮用此汤。血块量多者，可调入适量红糖一同饮用。

Motherwort herb promotes blood circulation, alleviates blood stasis and regulates menstruation. It may be taken seven to ten days before menstruation. Those who often have clots in their menstrual blood may add some brown sugar to the soup.

白背木耳枸杞子苹果汤

White-back fungus, barbary wolfberry fruit and apple soup

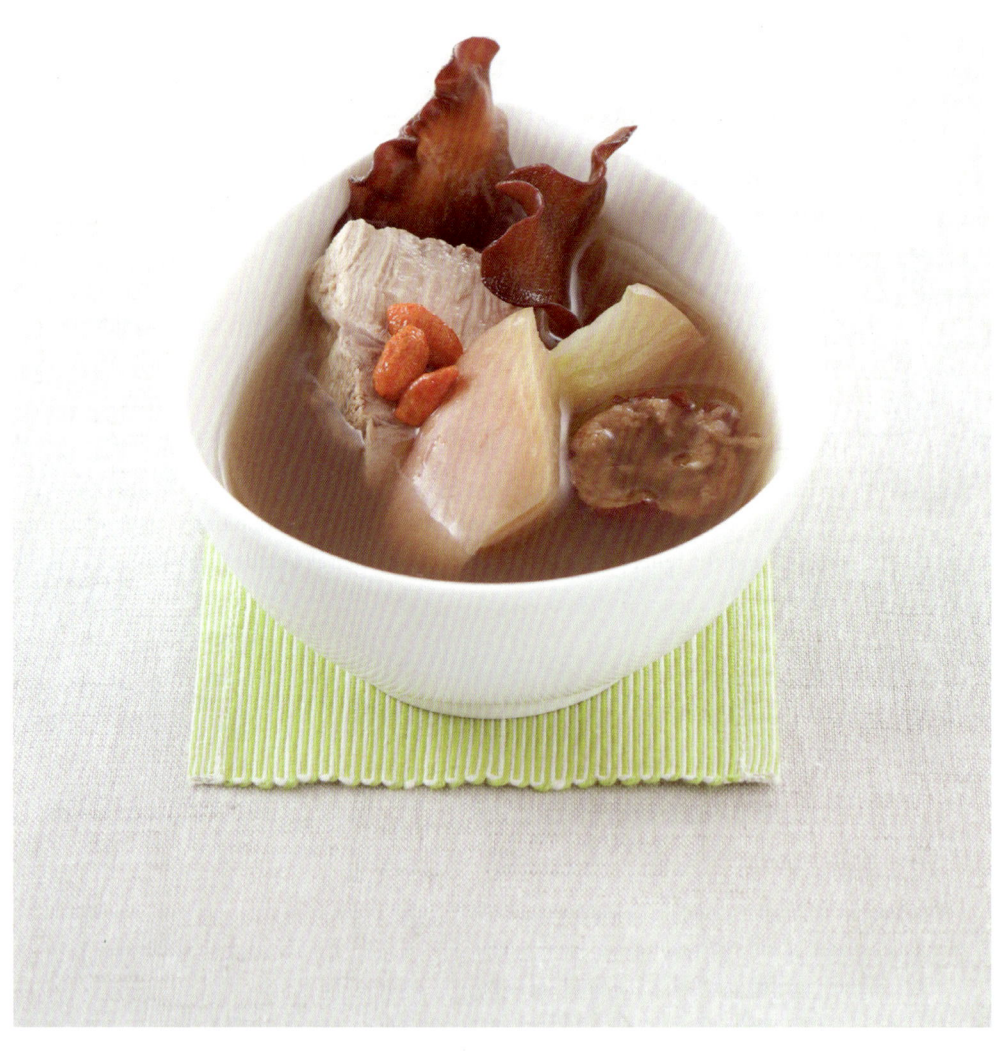

材料

白背木耳2块、枸杞子15克、苹果（连皮）3个、大枣6枚、陈皮1角、猪腱300克。

· **Ingredients**

2 pieces of white-back fungus, 15g barbary wolfberry fruits, 3 unpeeled apples, 6 Chinese dates, 1 dried citrus peel, 300g pork shin.

做法

1. 把所有材料洗净。猪腱汆水。苹果连皮去心切大块。

2. 白背木耳泡水40分钟，切小块备用。

3. 锅中加入2 500毫升水，放入全部材料，武火煮至水滚，改文火煮2小时，最后下盐调味即可。

· **Preparation methods**

1. Rinse all ingredients thoroughly. Blanch the pork shin. Core the apples (with skin) and cut them into large chunks.

2. Soak the white-back fungus in water for 40 minutes and then cut them into small pieces.

3. Combine ingredients with 2 500ml of water in a pot, and place over high heat until the water boils. Switch to low heat and simmer for an additional 2 hours. Add salt to taste.

功效

活血消脂解滞。缓解因长期情志抑郁而引起的肥胖等症状。

· **Effects**

Promotes blood circulation, helps break down fats and relieves stagnation. Alleviates issues with excess weight caused by long-term emotional stress.

注意

容易头晕及大便稀烂者慎服。

· **Note**

Take this soup with caution if you are prone to dizziness or have loose stools.

黑豆白背木耳胡萝卜玉米素汤

Vegetarian soup with black beans, white-back fungus, carrots and corn

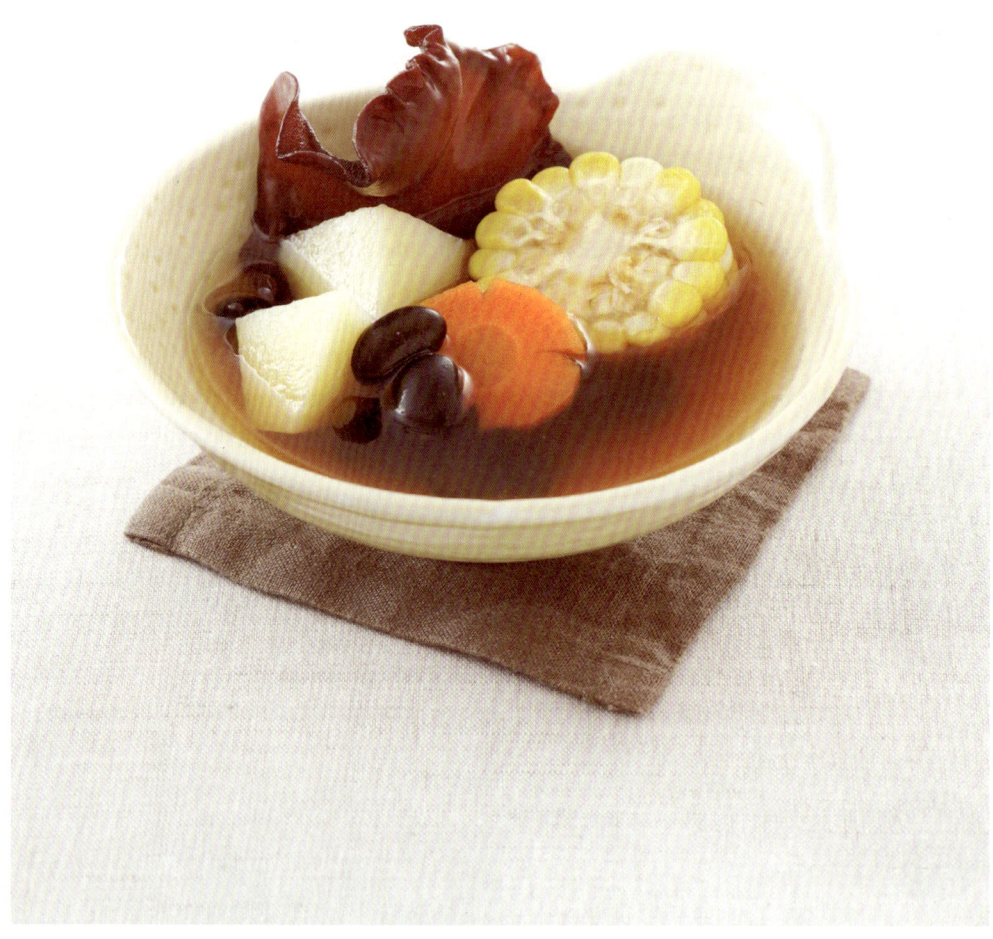

材料

黑豆30克、白背木耳2块、胡萝卜2根、玉米（连须连芯）2根、马铃薯2个。

· **Ingredients**

30g black beans, 2 pieces of white-back fungus, 2 carrots, 2 ears of corn (including silk and pith), 2 potatoes.

做法

1. 把所有材料洗净。白背木耳泡水40分钟，切小块备用。胡萝卜去皮切片；马铃薯去皮、玉米连须连芯，切大块备用。
2. 黑豆于白镬（无油干锅）炒至豆皮裂开。
3. 锅中加入2 500毫升水，放入全部材料，武火煮至水滚，改文火煮1.5小时，最后下盐调味即可。

· **Preparation methods**

1. Rinse all ingredients thoroughly. Soak the white-back fungus in water for 40 minutes and then cut them into small pieces. Peel and slice the carrots. Peel the potatoes, cut the potatoes and corn (with silk and pith) into large chunks.
2. Stir-fry the black beans without using oil until their skins crack open.
3. Combine ingredients with 2 500ml of water in a pot, and place over high heat until the water boils. Switch to low heat and simmer for an additional 1.5 hours. Add salt to taste.

功效

活血化瘀。缓解因长期情绪抑郁而导致的肥胖等症状。

· **Effects**

Promotes blood circulation to dispel blood stasis. Alleviates issues with excess weight caused by long-term emotional stress.

注意

容易头晕及大便稀烂者慎服。

· **Note**

Take this soup with caution if you are prone to dizziness or have loose stools.

山楂番茄苹果大枣汤

Hawthorn fruit, tomato, apple and Chinese date soup

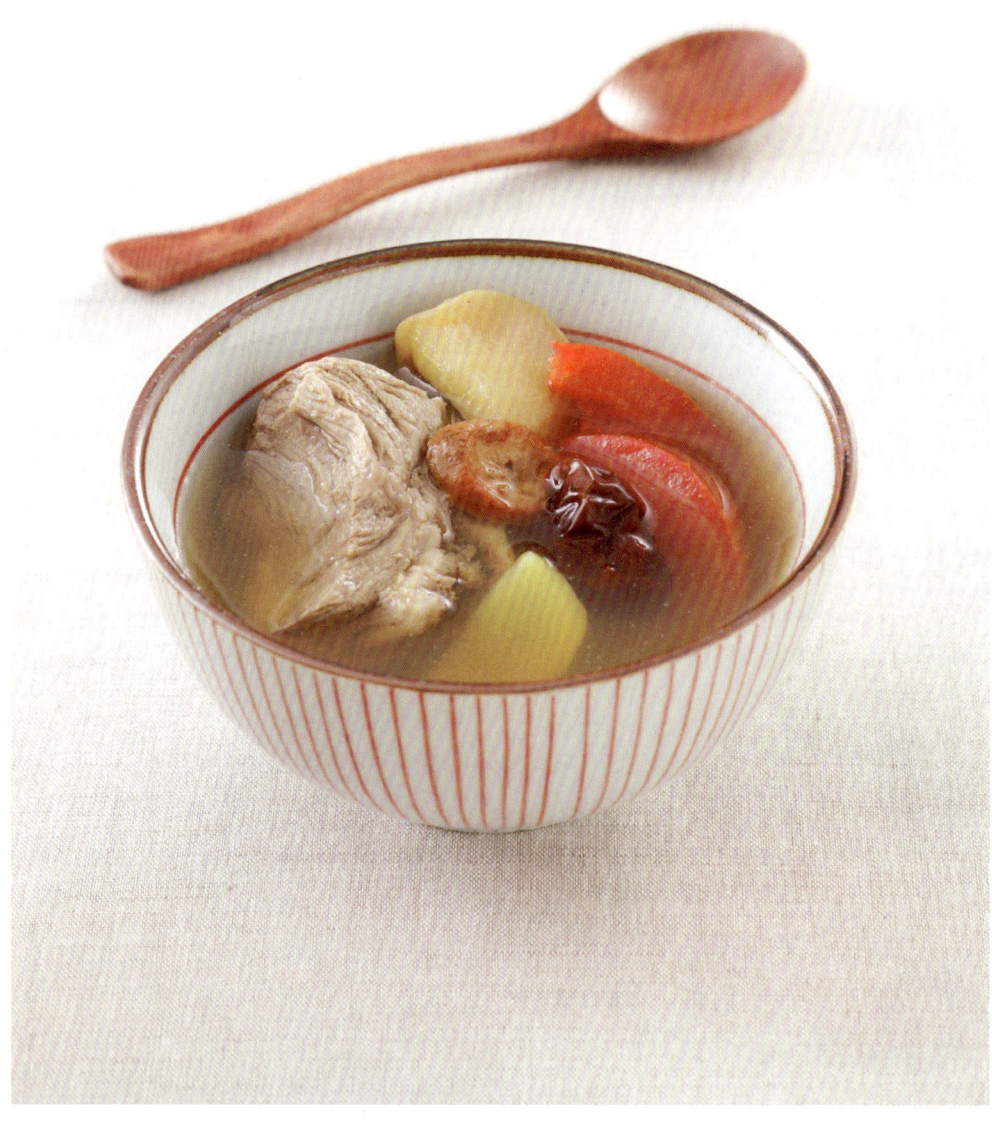

 **材料**

山楂15克、番茄2个、苹果（连皮）3个、大枣6枚、猪肩胛骨3块、生姜2片。

· **Ingredients**

15g hawthorn fruits, 2 tomatoes, 3 unpeeled apples, 6 Chinese dates, 3 pieces of pork shoulder bones, 2 slices of ginger.

 **做法**

1. 把所有材料洗净备用。猪肩胛骨氽水。苹果连皮去心切大块，番茄切大块备用。
2. 锅中加入2 500毫升水，放入全部材料，武火煮至水滚，改文火煮2小时，最后下盐调味即可。

· **Preparation methods**

1. Rinse all ingredients thoroughly. Blanch the pork shoulder bones. Core the apples (with skin) and cut them into large chunks. Cut the tomatoes into large chunks.
2. Combine ingredients with 2 500ml of water in a pot, and place over high heat until the water boils. Switch to low heat and simmer for an additional 2 hours. Add salt to taste.

 **功效**

行气散瘀，助消化。缓解因过量饮食而感觉食物滞留胃中，皮肤黯淡、无光泽等症状。

· **Effects**

Promotes qi circulation to dispel blood stasis and aids digestion. Soothes feelings of food stagnation in the stomach due to overeating, and improves dull skin tone.

 **注意**

有胃酸反流或胃部不适者慎服。不宜空腹饮用。

· **Note**

Take this soup with caution if you have acid reflux or stomach discomfort. Do not drink this soup on an empty stomach.

📖 **小贴士 / Tips**

山楂具有行气散瘀的功效，若加入普洱茶更能行气消滞，适合饱滞腹胀或无胃口者。1周可饮用2～3次。

Hawthorn fruit regulates qi and alleviates blood stasis. Adding the herb to pu-erh tea is effective for regulating qi and relieving stagnation, and is suitable for those who feel bloated after meals or have a poor appetite. The tea may be taken two to three times a week.

三七杜仲党参汤

Sanqi, eucommia bark and tangshen soup

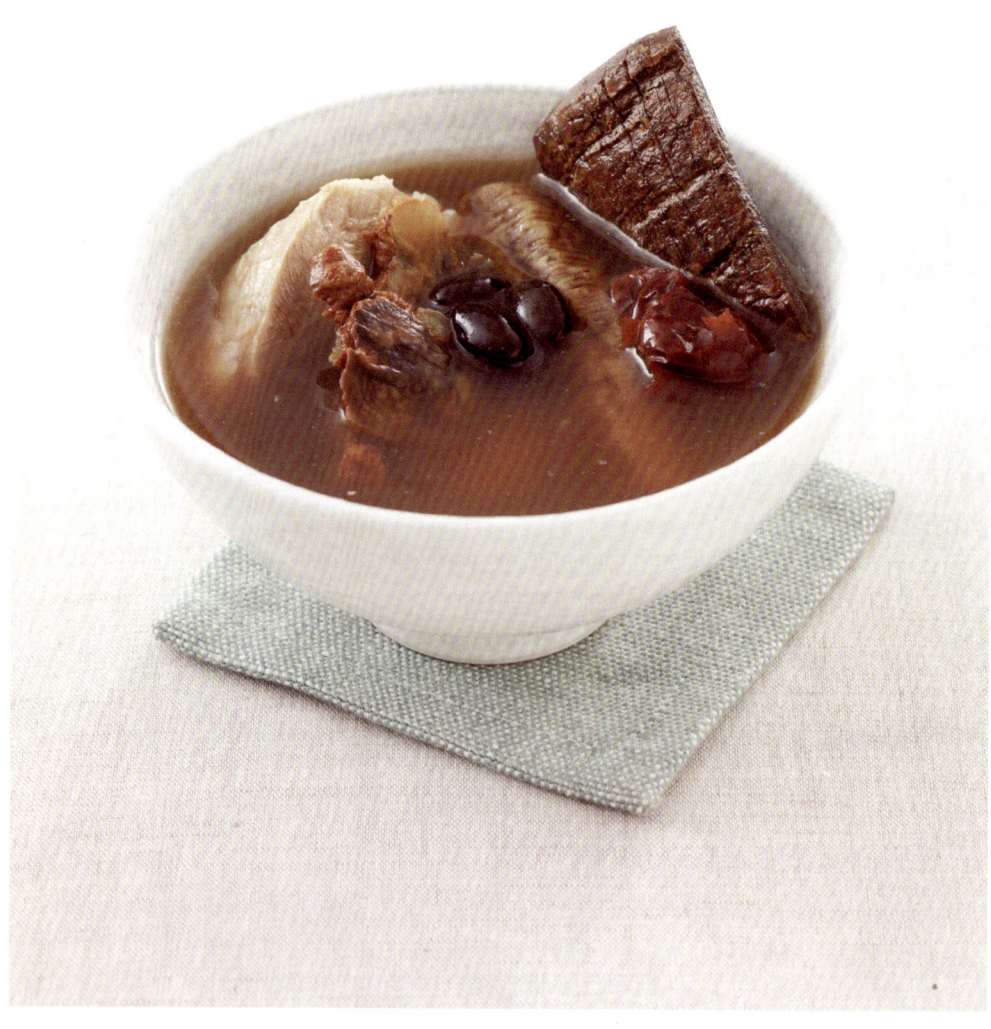

材料

三七12克、杜仲12克、黑豆30克、党参15克、大枣6枚、猪腱300克。

· **Ingredients**

12g sanqi, 12g eucommia bark, 30g black beans, 15g tangshen, 6 Chinese dates, 300g pork shin.

做法

1. 把所有材料洗净。猪腱汆水备用。
2. 黑豆于白镬（无油干锅）炒至豆皮裂开。
3. 锅中加入2 500毫升水，放入全部材料，武火煮至水滚，改文火煮2小时，最后下盐调味即可。

· **Preparation methods**

1. Rinse all ingredients thoroughly. Blanch the pork shin.
2. Stir-fry the black beans without using oil until their skins crack open.
3. Combine ingredients with 2 500ml of water in a pot, and place over high heat until the water boils. Switch to low heat and simmer for an additional 2 hours. Add salt to taste.

功效

活血行气，强筋骨。缓解关节不利、关节疼痛、腰酸、头发早白等症状。

· **Effects**

Promotes blood and qi circulation, and strengthens bones and muscles. Relieves stiff joints, joint pain, lower back pain and premature graying of hair.

注意

感冒未清者及孕妇不宜服用此汤。

· **Note**

Not recommended for those still recovering from a cold, and pregnant women.

三七大枣鸡汤

Sanqi, Chinese date and chicken soup

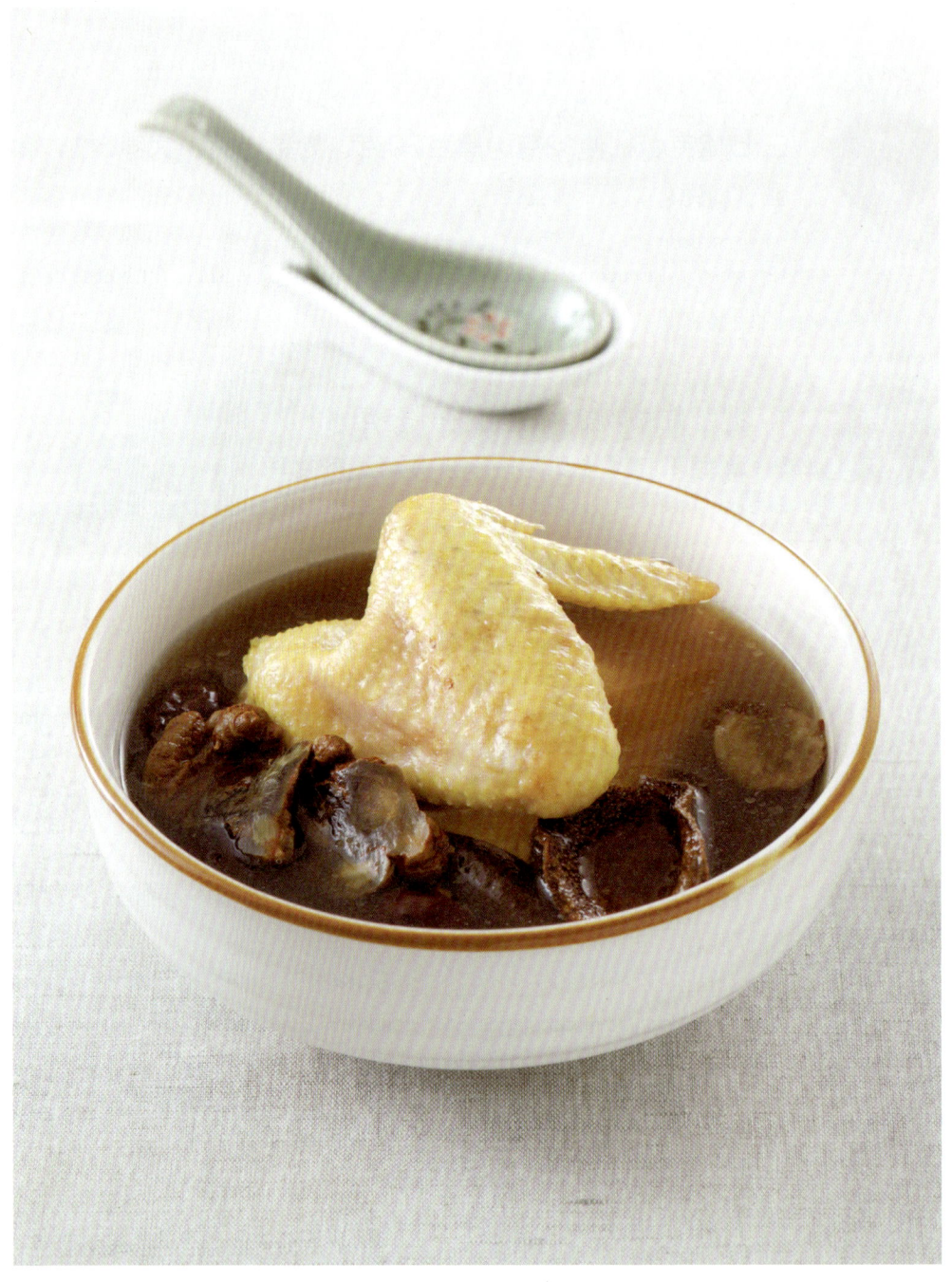

 **材料**

三七12克、大枣6枚、鸡1只、陈皮1角。

· **Ingredients**

12g sanqi, 6 Chinese dates, 1 chicken, 1 dried citrus peel.

 **做法**

1. 把所有材料洗净。鸡氽水备用。
2. 锅中加入2 500毫升水，放入全部材料，武火煮至水滚，改文火煮2小时，最后下盐调味即可。

· **Preparation methods**

1. Rinse all ingredients thoroughly. Blanch the chicken.
2. Combine ingredients with 2 500ml of water in a pot, and place over high heat until the water boils. Switch to low heat and simmer for an additional 2 hours. Add salt to taste.

 **功效**

活血行血，化瘀消肿。缓解皮肤黯淡、无光泽，唇色偏暗，黑眼圈，静脉曲张等症状。

· **Effects**

Promotes blood circulation to dispel blood stasis and reduces swelling. Improves skin tone and lip color, reduces dark circles under the eyes, and alleviates varicose veins.

 **注意**

感冒未清者及孕妇不宜服用此汤。

· **Note**

Not recommended for those still recovering from a cold, and pregnant women.

📠 **小贴士 / Tips**

　　三七具有祛瘀消肿止痛的作用，能缓解运动损伤及加速瘀伤康复。此汤煮出来味道稍微甘苦，跟花旗参的甘香有点类似。

Sanqi relieves blood stasis and swelling, and alleviates pain. It is particularly effective for sports injuries and speeds up healing of bruises. This soup is slightly bitter, with a taste that is similar to American ginseng.

三七当归乌鸡汤

Sanqi, Chinese angelica and black-boned chicken soup

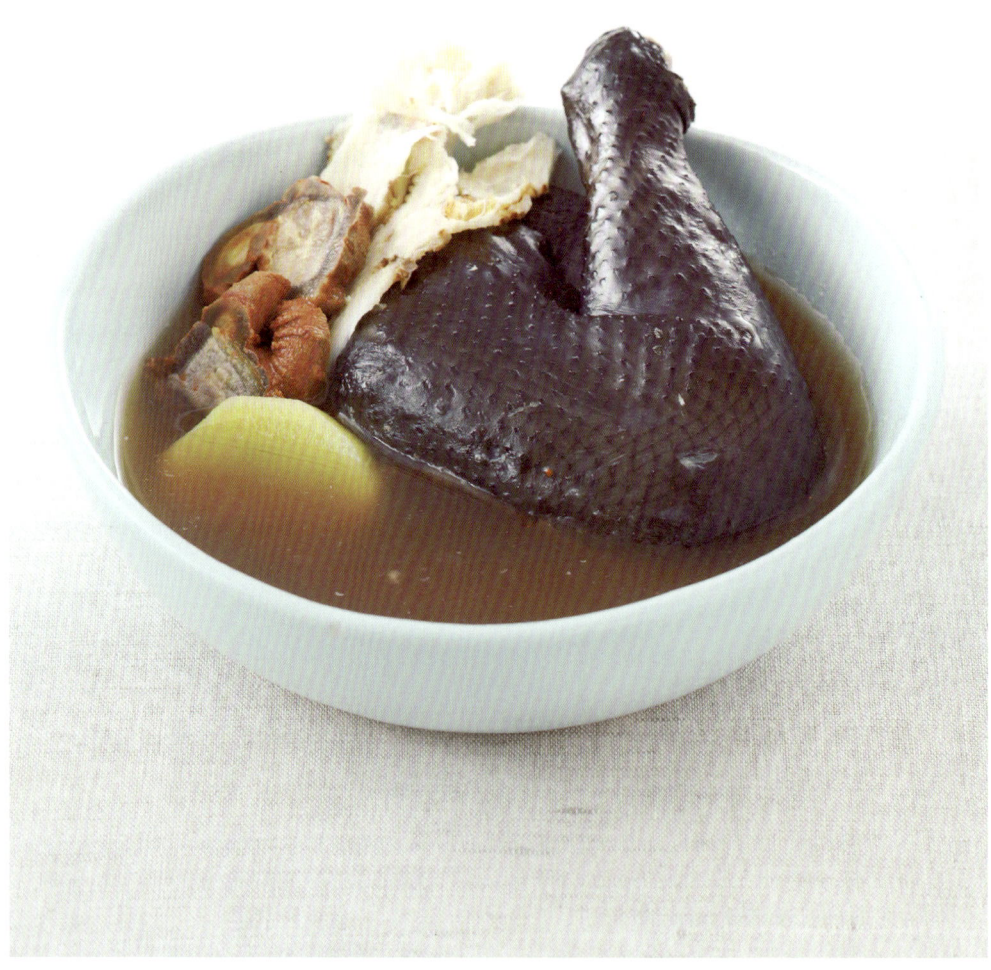

材料 三七5克、当归12克、乌鸡1只、枸杞子9克、生姜1片。

· Ingredients

5g sanqi, 12g Chinese angelica, 1 black-boned chicken, 9g barbary wolfberry fruits, 1 slice of ginger.

做法
1. 把所有材料洗净。乌鸡汆水备用。
2. 锅中加入2 500毫升水，放入全部材料，武火煮至水滚，改文火煮2小时，最后下盐调味即可。

· Preparation methods

1. Rinse all ingredients thoroughly. Blanch the black-boned chicken.
2. Combine ingredients with 2 500ml of water in a pot, and place over high heat until the water boils. Switch to low heat and simmer for an additional 2 hours. Add salt to taste.

功效 活血化瘀，补血调经。缓解皮肤黯淡、无光泽，唇色偏暗，黑眼圈，静脉曲张等症状。

· Effects

Promotes blood circulation to dispel blood stasis, replenishes blood and regulates menstruation. Improves skin tone and lip color, reduces dark circles under the eyes, and alleviates varicose veins.

注意 感冒未清者、阴虚体质者及孕妇不宜服用此汤。

· Note

Not recommended for those still recovering from a cold, those with a yin deficient constitution, and pregnant women.

小贴士 / Tips

当归可分为头、身、尾3个部分。当归头具有止血作用；当归尾可活血化瘀；当归身则可补血活血，较适合用以调经。

Chinese angelica can be divided into three parts: the head, body and tail. The "head" of Chinese angelica stops bleeding, the "tail" of Chinese angelica activates blood and relieves blood stasis, while the "body" of Chinese angelica replenishes and activates blood, and is useful for regulating menstruation.

· 痰湿体质 ·

　　宜多选择健脾祛痰化湿的食材，如熟薏苡仁、山药、白扁豆、陈皮、茯苓、白术、冬瓜、赤小豆、老黄瓜、芡实、黄豆、鲤鱼、海带等。

→ Phlegm and Dampness Constitution ←

Eat more foods that strengthen the spleen and dispel phlegm and dampness such as cooked coix seed, wild yam, hyacinth bean, dried citrus peel, Indian buead, largehead atractylodes rhizome, winter melon, rice bean, old cucumber, foxnut, soybean, carp, and laminaria (kelp).

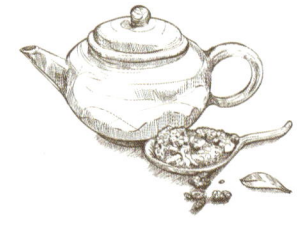

痰湿体质10大常备煲汤食材

The Top Ten Ingredients Used in Soups to Treat Phlegm and Dampness

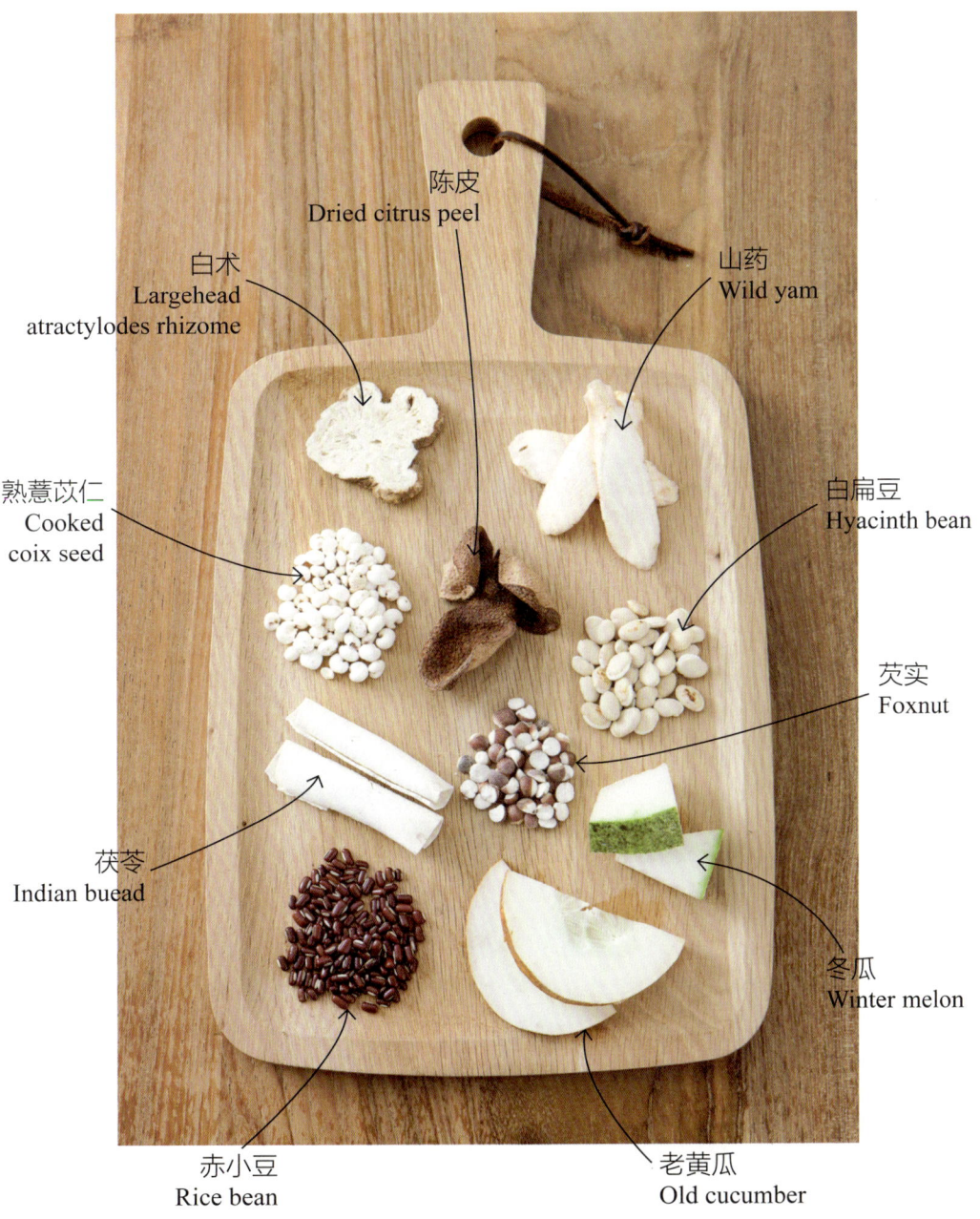

陈皮
Dried citrus peel

白术
Largehead
atractylodes rhizome

山药
Wild yam

熟薏苡仁
Cooked
coix seed

白扁豆
Hyacinth bean

芡实
Foxnut

茯苓
Indian buead

冬瓜
Winter melon

赤小豆
Rice bean

老黄瓜
Old cucumber

无花果木瓜芡实汤

Fig, papaya and foxnut soup

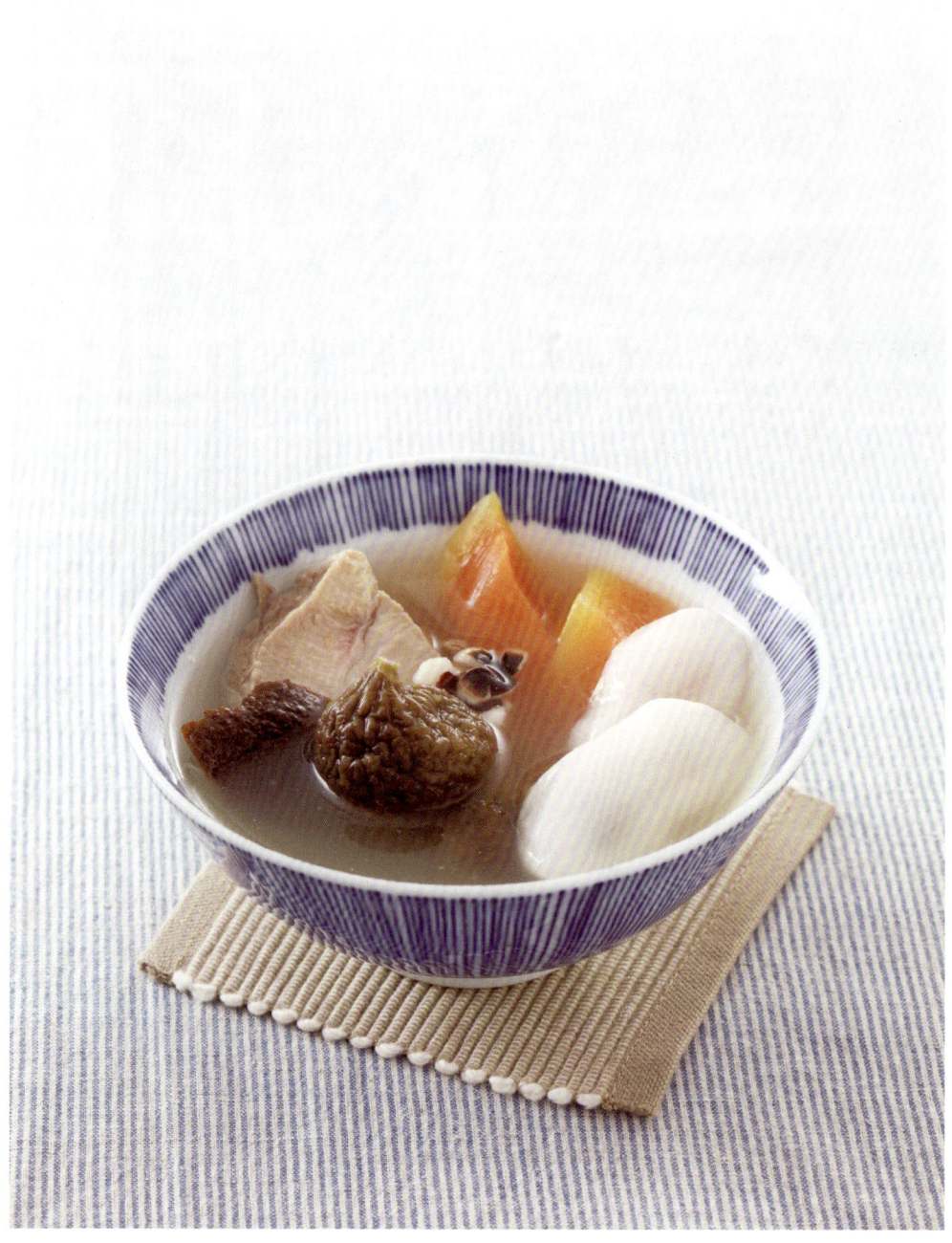

材料

无花果干4枚、熟木瓜1个、芡实12克、海底椰4块、陈皮1角、猪腱300克。

· **Ingredients**

4 dried figs, 1 ripe papaya, 12g foxnuts, 4 sea coconuts, 1 dried citrus peel, 300g pork shin.

做法

1. 把材料洗净。猪腱氽水。木瓜去皮去籽切大块，海底椰切开备用。
2. 锅中加入2 500毫升水，放入全部材料，武火煮至水滚，改文火煮1.5小时，最后下盐调味即可。

· **Preparation methods**

1. Rinse all ingredients thoroughly. Blanch the pork shin. Peel the papaya, remove the seeds and cut it into large chunks. Halve the sea coconuts.
2. Combine ingredients with 2 500ml of water in a pot, and place over high heat until the water boils. Switch to low heat and simmer for an additional 1.5 hours. Add salt to taste.

功效

健脾祛湿。缓解胃胀、食欲差等症状。

· **Effects**

Strengthens the spleen and dispels dampness. Relieves bloatedness in the stomach and poor appetite.

小贴士 / Tips

无花果性平，老少皆宜。一天吃2～3个，对痔疮便血及老年人和孕妇的便秘有明显疗效。

Fig is mild in nature and is suitable for all ages. Eating two to three figs a day is helpful for bleeding hemorrhoids, as well as constipation in the elderly and pregnant women.

薏苡仁山药苹果雪梨汤

Coix seed, wild yam, apple and snow pear soup

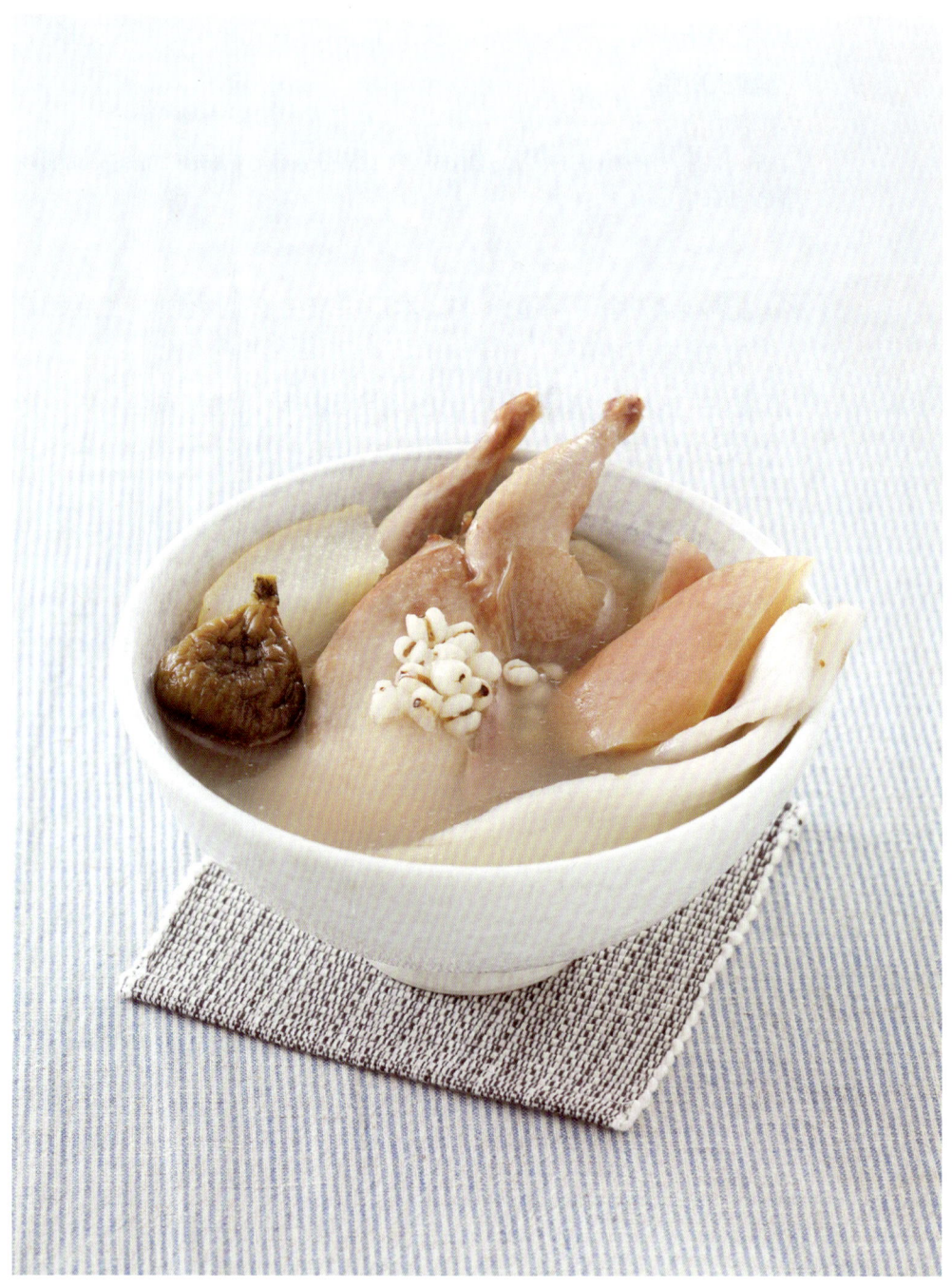

材料

生薏苡仁30克、山药（干品）20克、苹果（连皮）2个、雪梨（连皮）1个、无花果干4枚、鹌鹑1~2只。

· **Ingredients**

30g raw coix seeds, 20g dried wild yam, 2 unpeeled apples, 1 unpeeled snow pear, 4 dried figs, 1-2 quails.

做法

1. 把所有材料洗净。鹌鹑汆水。苹果、雪梨连皮去心切大块备用。
2. 锅中加入2 500毫升水，放入全部材料，武火煮至水滚，改文火煮1.5小时，最后下盐调味即可。

· **Preparation methods**

1. Rinse all ingredients thoroughly. Blanch the quails. Core the apples (with skin) and snow pear (with skin), and cut them into large chunks.
2. Combine ingredients with 2 500ml of water in a pot, and place over high heat until the water boils. Switch to low heat and simmer for an additional 1.5 hours. Add salt to taste.

功效

健脾养胃。缓解容易神疲乏力、感觉睡眠不足、口淡等症状。

· **Effects**

Strengthens the spleen and nourishes the stomach. Relieves feelings of fatigue, lack of sleep and a bland taste in the mouth.

茯苓白术鲫鱼汤

Indian buead, largehead atractylodes rhizome and crucian carp soup

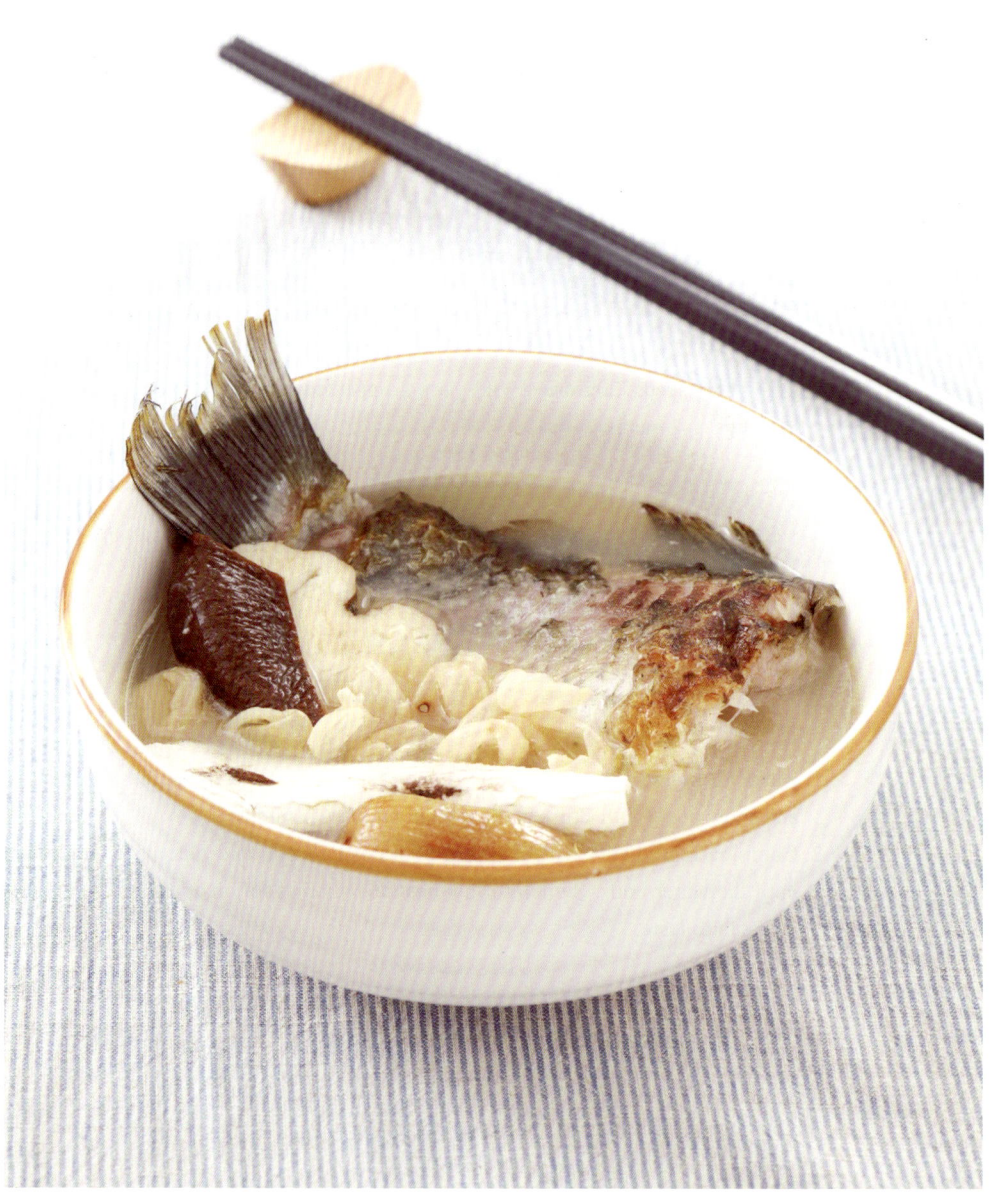

 **材料**

茯苓20克、白术15克、鲫鱼1条、扁豆衣20克、蜜枣2枚、陈皮1角、生姜1片、葱适量、食油适量。

· **Ingredients**

20g Indian buead, 15g largehead atractylodes rhizome, 1 crucian carp, 20g hyacinth bean coats, 2 candied dates, 1 dried citrus peel, 1 slice of ginger, an appropriate amount of green onions and edible oil.

 **做法**

1. 把除食油外的所有材料洗净备用。
2. 鲫鱼洗净后以热油加姜、葱煎至两面微黄。
3. 锅中加入2 000毫升水，放入全部材料，武火煮至水滚，改文火煮1.5小时，最后下盐调味即可。

· **Preparation methods**

1. Rinse all ingredients except for the edible oil thoroughly.
2. Wash the crucian carp and pan-fry it with hot oil, ginger and green onions until both sides are slightly browned.
3. Combine ingredients with 2 000ml of water in a pot (with the fish in it), and place over high heat until the water boils. Switch to low heat and simmer for an additional 1.5 hours. Add salt to taste.

 **功效**

健脾祛湿。缓解容易疲倦、身体困重、产后下肢明显水肿等症状。

· **Effects**

Strengthens the spleen and eliminates dampness. Relieves fatigue, heaviness in the body and postnatal swelling in the lower limbs.

📖 **小贴士 / Tips**

　　除了鲫鱼，用鲮鱼煲汤同样有健脾胃的功效。黑鱼有明目及促使伤口愈合的作用。鲤鱼有祛湿消肿、安胎通乳的功效。

The crucian carp may also be replaced with dace for a similar spleen-strengthening effect. Snakehead fish improves eyesight and accelerates healing of injuries, while carp dispels dampness, reduces swelling, protects the fetus in pregnant women and promotes lactation for nursing women.

冬瓜薏苡仁鹌鹑汤

Winter melon, coix seed and quail soup

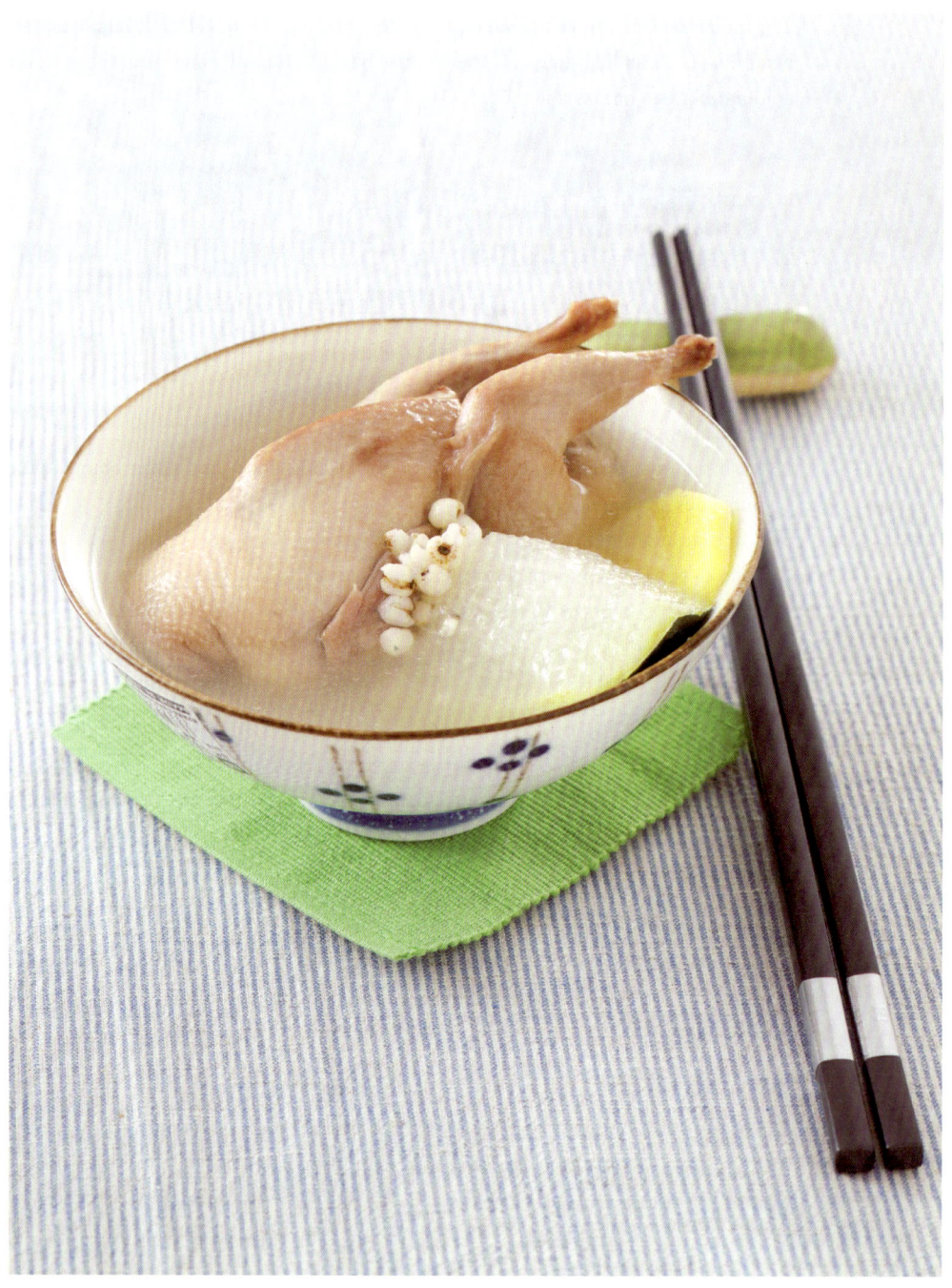

材料

冬瓜（连皮）500克、生薏苡仁30克、鹌鹑1只、生姜2片。

· **Ingredients**

500g unpeeled winter melon, 30g raw coix seeds, 1 quail, 2 slices of ginger.

做法

1. 把所有材料洗净。鹌鹑汆水。冬瓜连皮切大块备用。
2. 锅中加入2 500毫升水，放入全部材料，武火煮至水滚，改文火煮2小时，最后下盐调味即可。

· **Preparation methods**

1. Rinse all ingredients thoroughly. Blanch the quail. Cut the winter melon (with skin) into large chunks.
2. Combine ingredients with 2 500ml of water in a pot, and place over high heat until the water boils. Switch to low heat and simmer for an additional 2 hours. Add salt to taste.

功效

健脾利湿。缓解身体困重、肿胀、小便偏黄、眼睛干赤等症状。

· **Effects**

Strengthens the spleen and expels dampness. Relieves heaviness in the body, reduces swelling, improves urine color, and relieves dryness or redness in the eyes.

小贴士 / Tips

冬瓜能清热利水、消肿解毒，若想加强祛湿功效可连皮一起煮。但注意脾胃虚弱及慢性病患者或长期腹泻者不宜进食。

Winter melon clears heat, promotes diuresis, reduces swelling and expels toxins. To boost the dampness-expelling effects, it is recommended to cook the winter melon with the skin. However, those with a weak spleen and stomach, chronic illness or chronic diarrhea should avoid this food.

龙脷叶苹果南北杏汤

Dragon's tongue leaf, apple, sweet and bitter almond soup

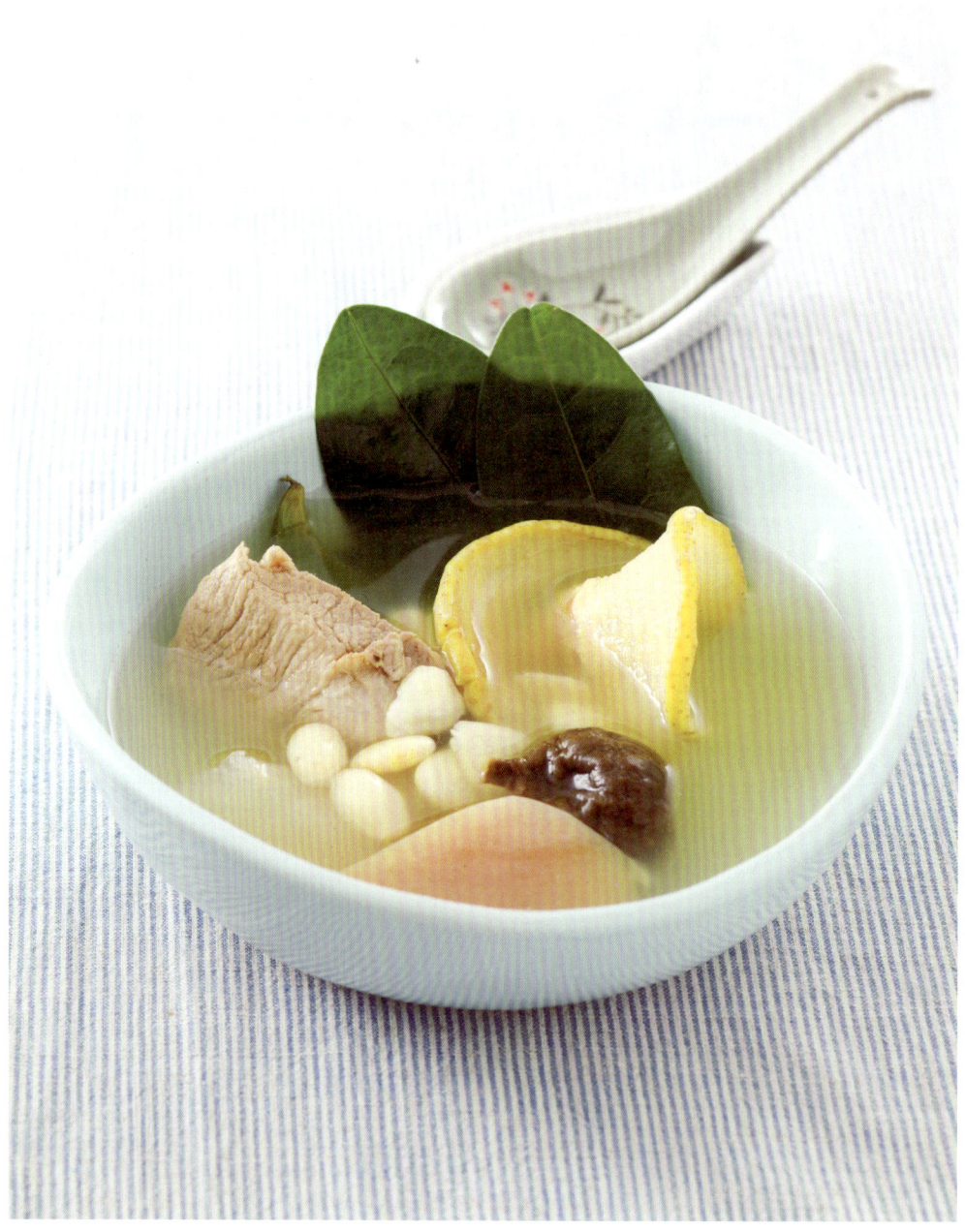

110

材料

新鲜龙脷叶30克，苹果（连皮）2个，南、北杏仁各15克，无花果干4枚，梨干15克，白扁豆30克，猪腱300克。

· **Ingredients**

30g fresh dragon's tongue leaves, 2 unpeeled apples, 15g each of sweet and bitter almonds, 4 dried figs, 15g dried pear, 30g hyacinth beans, 300g pork shin.

做法

1. 把所有材料洗净。猪腱汆水。苹果连皮去心切大块备用。
2. 锅中加入2 500毫升水，放入全部材料，武火煮至水滚，改文火煮1.5小时，最后下盐调味即可。

· **Preparation methods**

1. Rinse all ingredients thoroughly. Blanch the pork shin. Core the apples (with skin) and cut them into large chunks.
2. Combine ingredients with 2 500ml of water in a pot, and place over high heat until the water boils. Switch to low heat and simmer for an additional 1.5 hours. Add salt to taste.

功效

润肺化痰止咳。缓解感冒后咳嗽等症状。

· **Effects**

Nourishes the lungs, reduces phlegm and relieves cough. Soothes cough symptoms following a cold.

🍵 **小贴士 / Tips**

龙脷叶性平，具有清热润肺、化痰止咳功效。鲜品常见于街市菜场，如找不到鲜品可以用15克干品代替。

Dragon's tongue leaf is mild in nature, and helps to clear heat, nourish the lungs, reduce phlegm and relieve cough. The fresh variety can be found in most wet markets. If unavailable, it can be substituted with 15g of the dried dragon's tongue leaves.

节瓜白扁豆薏苡仁汤

Hairy gourd, hyacinth bean and coix seed soup

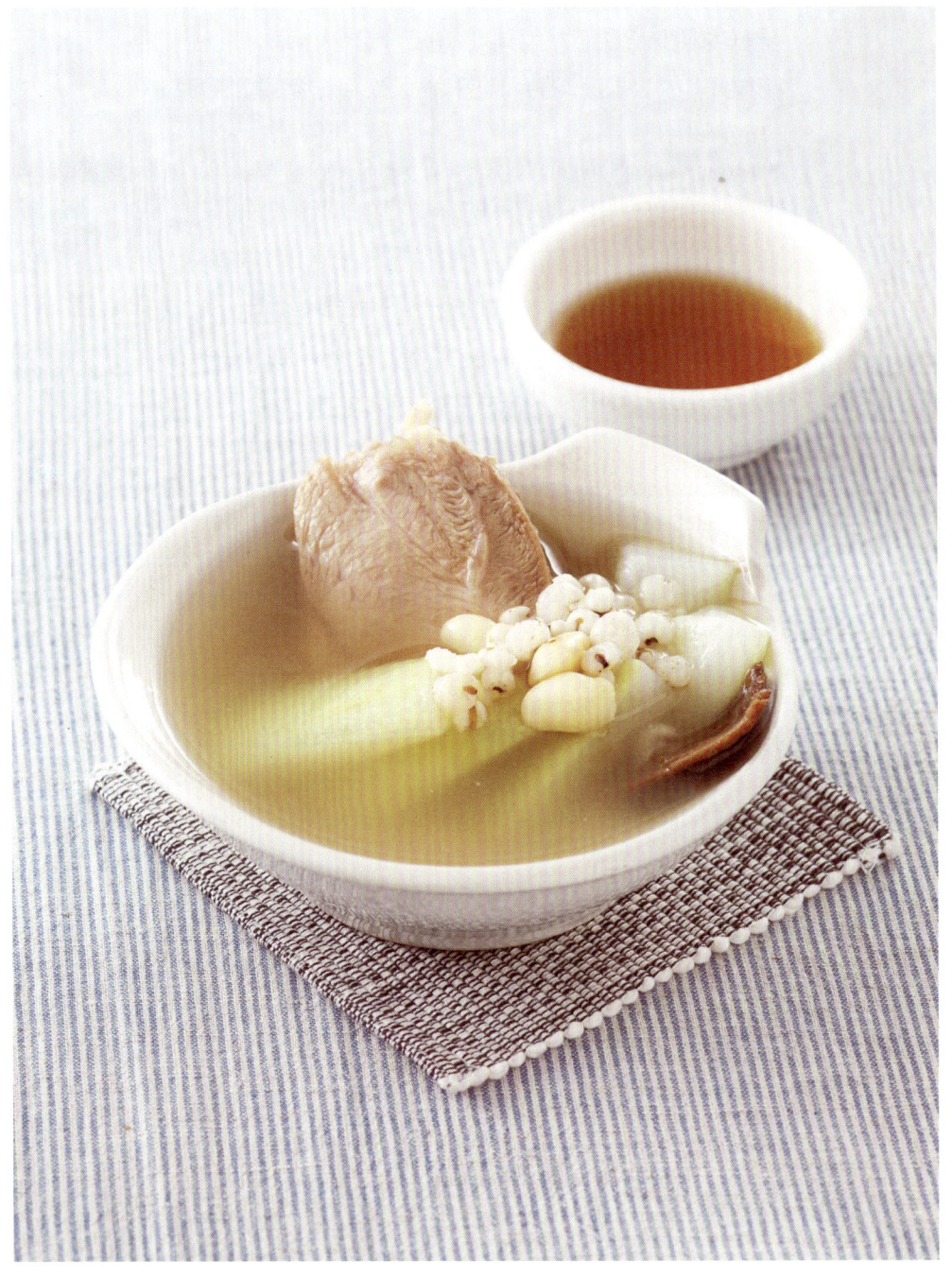

材料

节瓜2个，白扁豆15克，生、熟薏苡仁各30克，陈皮1角，猪腱300克。

· **Ingredients**

2 hairy gourds, 15g hyacinth beans, 30g each of raw and cooked coix seeds, 1 dried citrus peel, 300g pork shin.

做法

1. 把所有材料洗净。猪腱汆水。节瓜去皮切大块备用。
2. 锅中加入2 500毫升水，放入全部材料，武火煮至水滚，改文火煮2小时，最后下盐调味即可。

· **Preparation methods**

1. Rinse all ingredients thoroughly. Blanch the pork shin. Peel the hairy gourds and cut them into large chunks.
2. Combine ingredients with 2 500ml of water in a pot, and place over high heat until the water boils. Switch to low heat and simmer for an additional 2 hours. Add salt to taste.

功效

健脾化湿消暑，行气利水。缓解身体困重、肿胀、食欲差等症状。

· **Effects**

Strengthens the spleen, expels dampness, relieves summer-heat, regulates qi and promotes diuresis. The soup also relieves heaviness in the body, reduces swelling, and alleviates poor appetite.

📇 **小贴士 / Tips**

　　白扁豆消暑能力较强，炒白扁豆则止泻功能较强。两者都有健脾祛湿的功效，适合湿热及痰湿体质者。

Hyacinth bean is particularly effective for expelling summer-heat, while heated or cooked hyacinth bean helps to stem diarrhea. Both work to strengthen the spleen and dispel dampness, and are suitable for those with damp-heat, or phlegm and dampness constitution.

薏苡仁山药白扁豆鹌鹑汤

Coix seed, wild yam, hyacinth bean and quail soup

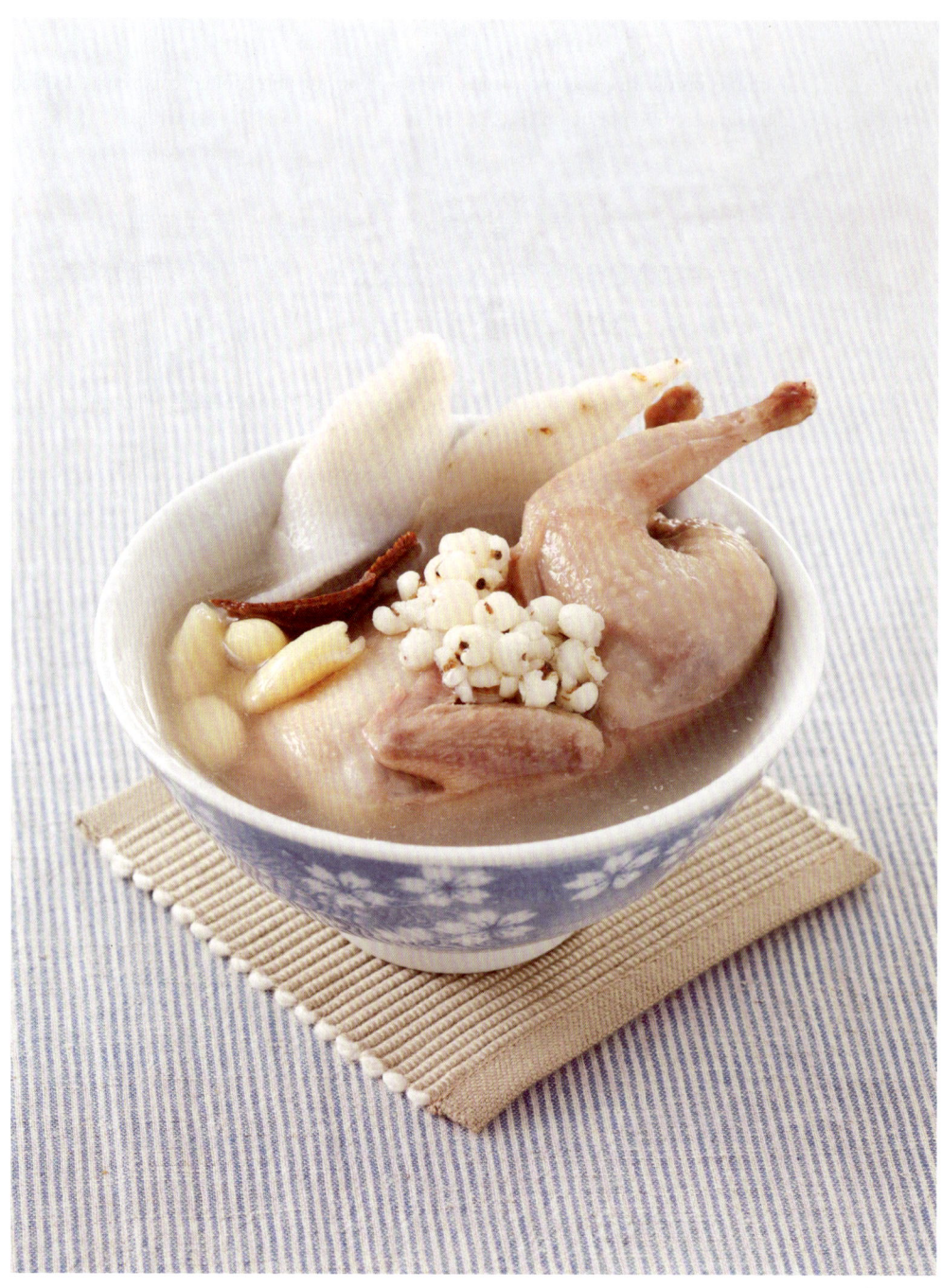

 **材料**

生、熟薏苡仁各30克，山药（干品）15克，白扁豆15克，鹌鹑2只，陈皮1角。

· **Ingredients**

30g each of raw and cooked coix seeds, 15g dried wild yam, 15g hyacinth beans, 2 quails, 1 dried citrus peel.

 **做法**

1. 把所有材料洗净。鹌鹑汆水备用。
2. 锅中加入2 500毫升水，放入全部材料，武火煮至水滚，改文火煮2小时，最后下盐调味即可。

· **Preparation methods**

1. Rinse all ingredients thoroughly. Blanch the quails.
2. Combine ingredients with 2 500ml of water in a pot, and place over high heat until the water boils. Switch to low heat and simmer for an additional 2 hours. Add salt to taste.

 **功效**

健脾化湿消暑。缓解身体困重、胃胀、食欲差等症状。

· **Effects**

Strengthens the spleen, dispels dampness and expels summer-heat. Relieves heaviness in the body, bloatedness in the stomach and poor appetite.

小贴士 / Tips

薏苡仁、山药、白扁豆同属白色食物。白色在五行归属肺，这些白色食物具有益气行气的功效。

Coix seed, wild yam, and hyacinth bean are all white-colored foods. White is associated with the lungs in the five elements theory, therefore these white-colored foods work to replenish and regulate qi.

哈密瓜党参山药白扁豆汤

Cantaloupe, tangshen, wild yam and hyacinth bean soup

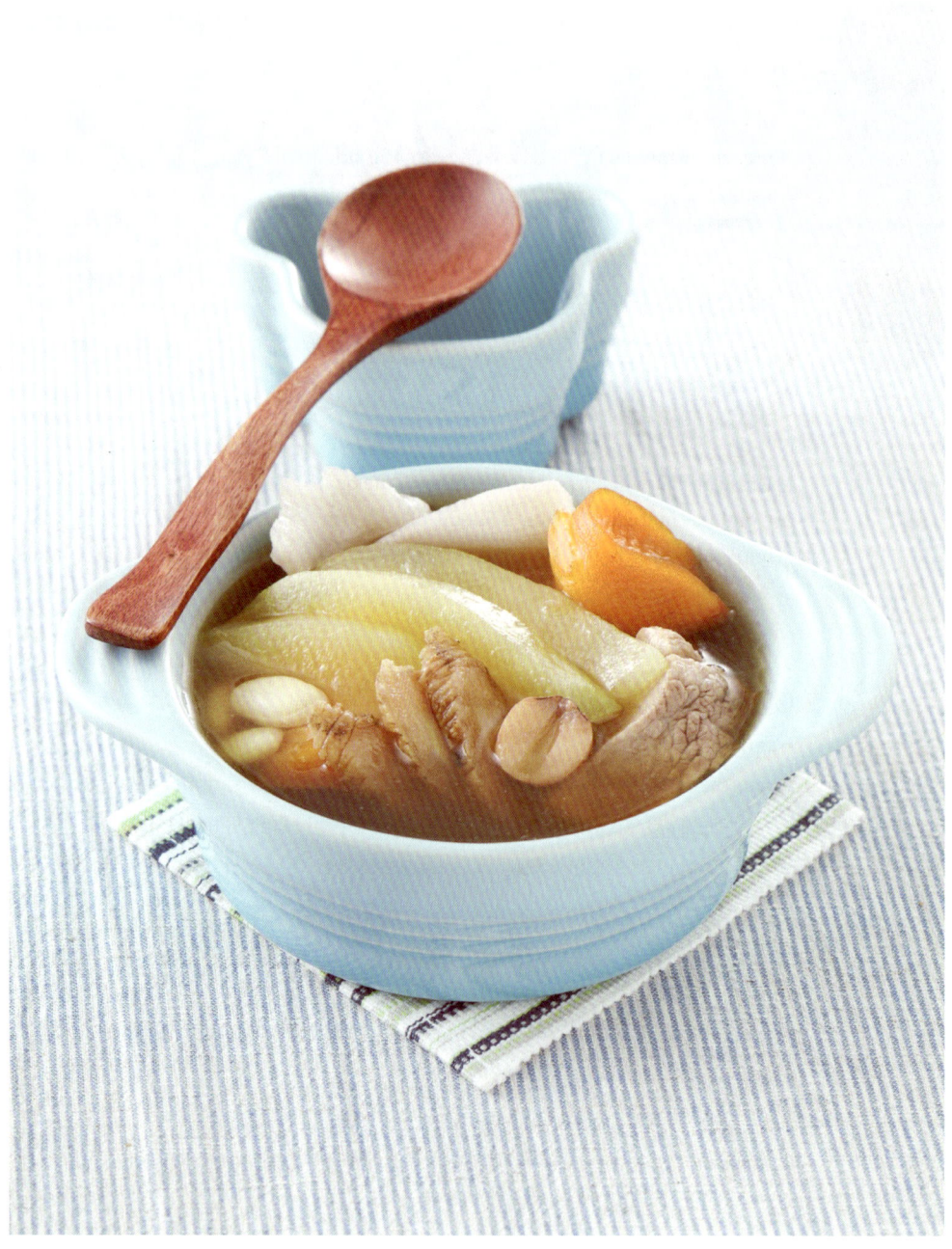

材料 哈密瓜半个、党参20克、山药（干品）15克、白扁豆15克、莲子20克、冰鲜螺头3块、猪腱300克。

· **Ingredients**

Half a cantaloupe, 20g tangshen, 15g dried wild yam, 15g hyacinth beans, 20g lotus seeds, 3 pieces of chilled conch, 300g pork shin.

做法
1. 把所有材料洗净。哈密瓜去皮去籽切大块。冰鲜螺头与猪腱汆水备用。
2. 锅内加入2 000毫升水，加入所有材料，武火煮滚后改文火煮2小时，最后下盐调味即可。

· **Preparation methods**

1. Rinse all ingredients thoroughly. Remove the skin and seeds from the cantaloupe, and cut it into large chunks. Blanch the chilled conch and pork shin.
2. Combine ingredients with 2 000ml of water in a pot, and place over high heat until the water boils. Switch to low heat and simmer for an additional 2 hours. Add salt to taste.

功效 益气健脾化湿。缓解神疲乏力、嗜睡、食欲差、睡眠不安宁等症状。

· **Effects**

Replenishes qi, strengthens the spleen and dispels dampness. Relieves fatigue, drowsiness, poor appetite and restless sleep.

· 湿热体质 ·

　　宜多选择清热祛湿的食材，如生薏苡仁、绿豆、赤小豆、土茯苓、木棉花、冬瓜、粉葛、荷叶、玉米须、霸王花等。

· Damp-Heat Constitution ·

Eat more foods that clear heat and dampness, such as raw coix seed, mung bean, rice bean, glabrous greenbrier rhizome, common bombax flower, winter melon, kudzuvine root, lotus leaf, corn silk and night-blooming cereus.

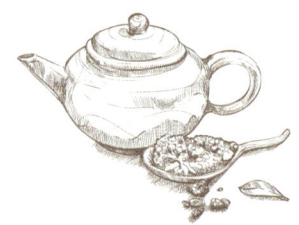

湿热体质10大常备煲汤食材

The Top Ten Ingredients Used in Soups to Treat Damp-Heat Condition

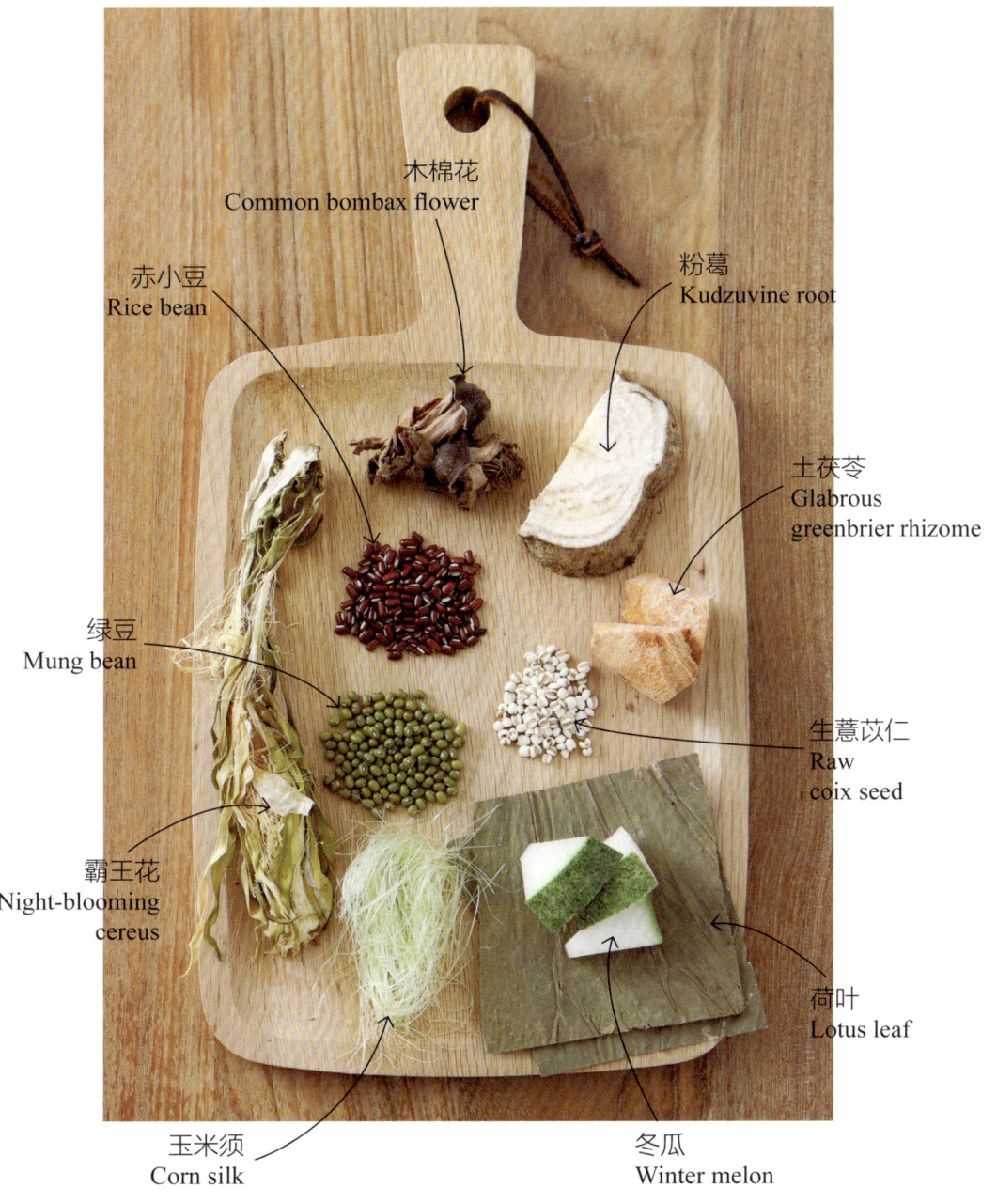

木棉花
Common bombax flower

粉葛
Kudzuvine root

赤小豆
Rice bean

土茯苓
Glabrous
greenbrier rhizome

绿豆
Mung bean

生薏苡仁
Raw
coix seed

霸王花
Night-blooming
cereus

荷叶
Lotus leaf

玉米须
Corn silk

冬瓜
Winter melon

老黄瓜土茯苓赤小豆素汤

Old cucumber, glabrous greenbrier rhizome and rice bean soup

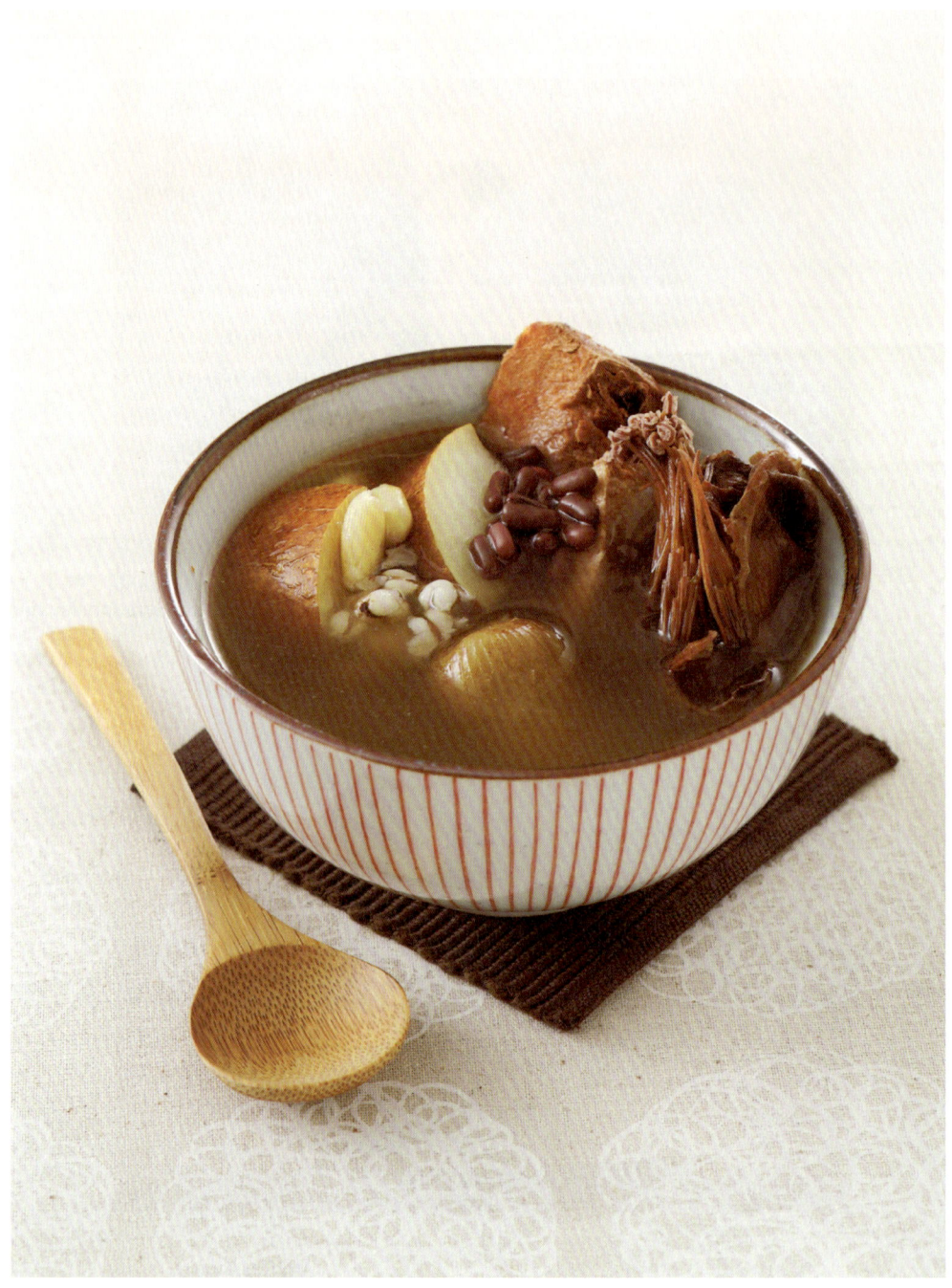

 **材料**

老黄瓜（连皮）1条、土茯苓30克、木棉花15克、白扁豆30克、赤小豆60克、生薏苡仁40克、蜜枣3枚。

· **Ingredients**

1 unpeeled old cucumber, 30g glabrous greenbrier rhizome, 15g common bombax flowers, 30g hyacinth beans, 60g rice beans, 40g raw coix seeds, 3 candied dates.

 **做法**

1. 把所有材料洗净。老黄瓜连皮去籽切大块备用。
2. 锅中加入2 500毫升水，放入全部材料，武火煮至水滚，改文火煮1.5小时，最后下盐调味即可。

· **Preparation methods**

1. Rinse all ingredients thoroughly. Remove the seeds from the old cucumber (with skin) and cut it into large chunks.
2. Combine ingredients with 2 500ml of water in a pot, and place over high heat until the water boils. Switch to low heat and simmer for an additional 1.5 hours. Add salt to taste.

 **功效**

清热解毒祛湿。缓解皮肤痤疮、面油多、湿疹、瘙痒等症状。

· **Effects**

Clears heat and toxins, and dispels dampness. Relieves skin conditions such as acne, oily skin, eczema and itchiness.

小贴士 / Tips

　　木棉花具有清热解毒的作用，是五花茶的主要材料之一，与鸡蛋花一同泡茶饮用能缓解尿量少、色黄、味臭等湿热症状。

Common bombax flower is effective for clearing heat and toxins, and is one of the main ingredients in "five-flower tea". The flower may be brewed into tea along with frangipani, which helps to alleviate damp-heat symptoms such as scanty, yellow or odorous urine.

粉葛莲藕茯苓赤小豆汤

Kudzuvine root, lotus root, Indian buead and rice bean soup

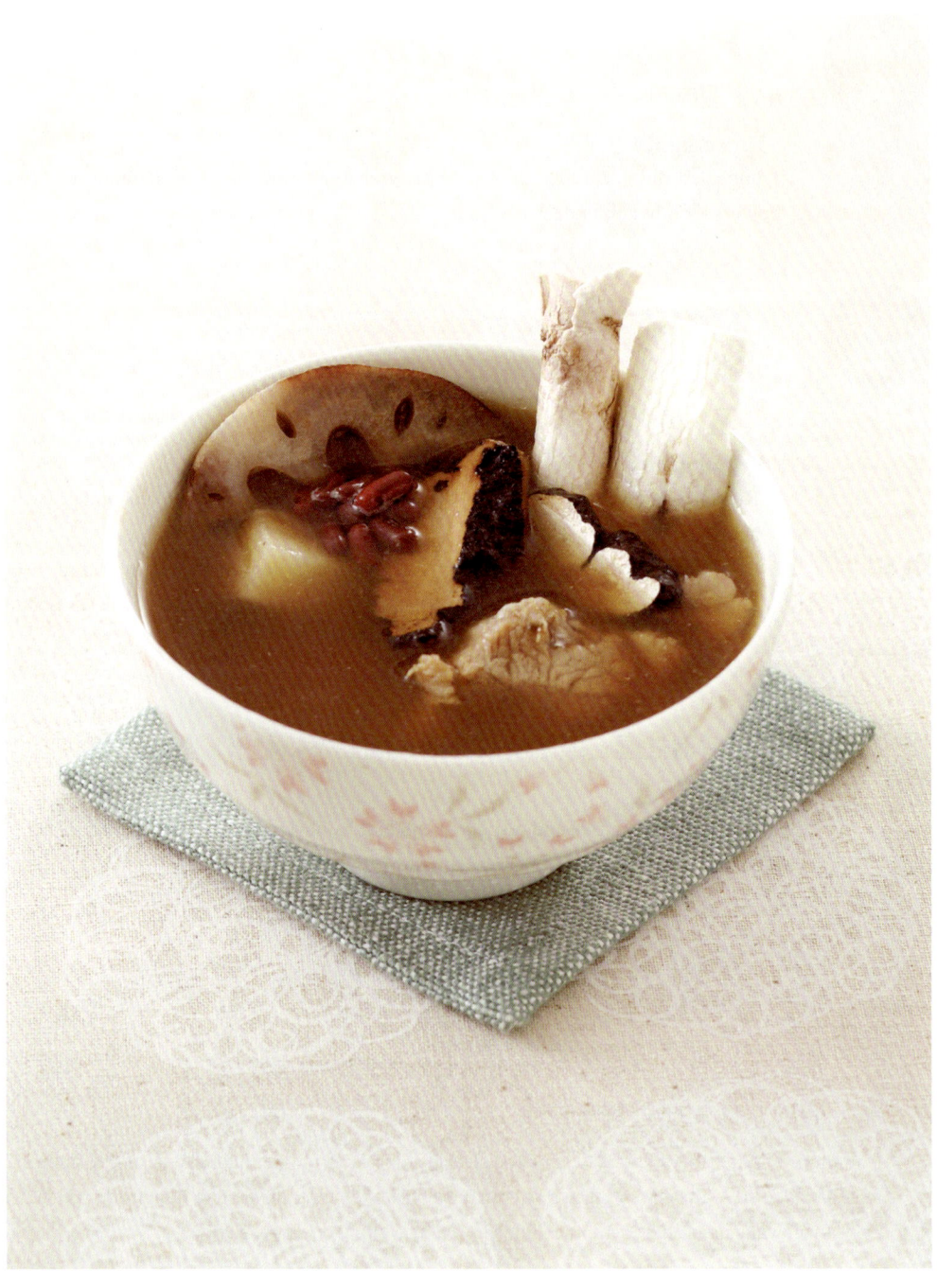

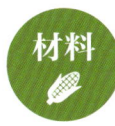

材料 粉葛1个、莲藕1根、茯苓15克、赤小豆60克、猪苓15克、猪腱300克。

· **Ingredients**

1 kudzuvine root, 1 lotus root, 15g Indian buead, 60g rice beans, 15g zhuling, 300g pork shin.

做法
1. 把所有材料洗净。猪腱汆水。粉葛、莲藕去皮切大块备用。
2. 锅中加入2 500毫升水，放入全部材料，武火煮至水滚，改文火煮1.5小时，最后下盐调味即可。

· **Preparation methods**

1. Rinse all ingredients thoroughly. Blanch the pork shin. Remove the skin from kudzuvine root and lotus root and cut both into large chunks.
2. Combine ingredients with 2 500ml of water in a pot, and place over high heat until the water boils. Switch to low heat and simmer for an additional 1.5 hours. Add salt to taste.

功效 清热祛湿，利水消肿。缓解皮肤痤疮、面油多、身体困重、肿胀、小便偏黄、脚气（足癣）等症状。

· **Effects**

Clears heat, dispels dampness and induces diuresis to reduce swelling. Relieves acne and oily skin, and alleviates heaviness in the body, swelling, yellow urine and athlete's foot.

🍵 **小贴士 / Tips**

粉葛能清热、止渴生津，用其煲汤能去内热，还有解酒毒的功效。

Kudzuvine root clears heat, quenches thirst and promotes fluid production. When used in a soup, it helps to expel internal heat as well as toxins from alcohol consumption.

鲜竹芋绿豆鹌鹑汤

Fresh arrowroot, mung bean and quail soup

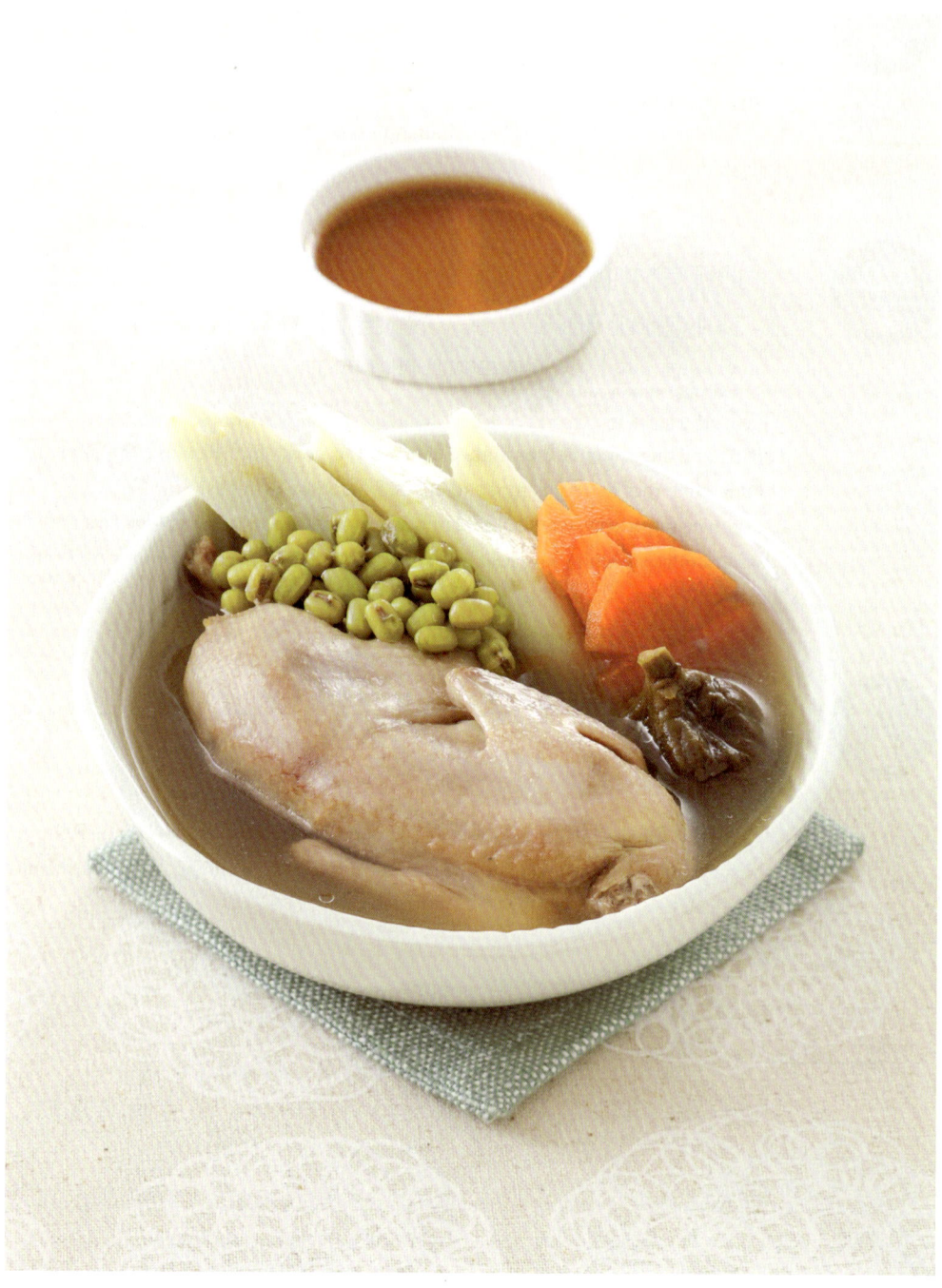

 **材料**

新鲜竹芋300克、鹌鹑1只、绿豆30克、胡萝卜2根、无花果干4枚、蜜枣2枚。

· Ingredients

300g fresh arrowroot, 1 quail, 30g mung beans, 2 carrots, 4 dried figs, 2 candied dates.

 **做法**

1. 把所有材料洗净。鹌鹑氽水。胡萝卜去皮切片，竹芋去皮切大块备用。
2. 锅中加入2 500毫升水，放入全部材料，武火煮至水滚，改文火煮1.5小时，最后下盐调味即可。

· Preparation methods

1. Rinse all ingredients thoroughly. Blanch the quail. Peel and slice the carrots. Peel the arrowroot and cut it into large chunks.
2. Combine ingredients with 2 500ml of water in a pot, and place over high heat until the water boils. Switch to low heat and simmer for an additional 1.5 hours. Add salt to taste.

 **功效**

清热解毒利尿。缓解小便偏黄、口苦、口干、多眼垢等症状。

· Effects

Clears heat, expels toxins and induces diuresis. Treats yellow urine, bitter or dry mouth, and excessive rheum in the eyes.

 **注意**

感冒未清者不宜服用此汤。

· Note

Not recommended for those still recovering from a cold.

🍵 **小贴士 / Tips**

新鲜竹芋具有清热解毒及利尿功效，通常于12月至次年3月能在街市菜场买到。

Fresh arrowroot clears heat and toxins, and it also promotes diuresis. It is usually sold at wet markets from December to the following March.

冬瓜荷叶薏苡仁茯苓素汤

Winter melon, lotus leaf, coix seed and Indian buead soup

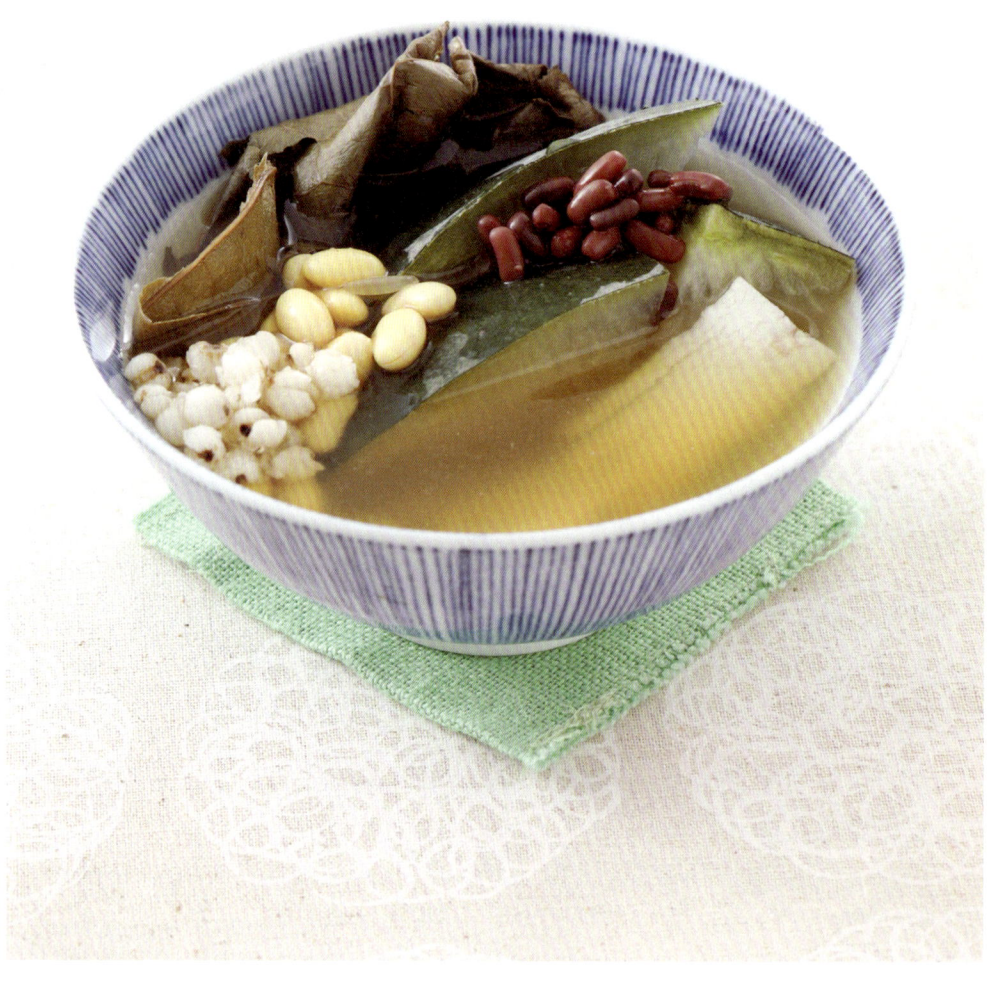

材料

冬瓜（连皮）1 000克、荷叶30克、生薏苡仁30克、茯苓15克、赤小豆15克、黄豆30克。

· **Ingredients**

1 000g unpeeled winter melon, 30g lotus leaves, 30g raw coix seeds, 15g Indian buead, 15g rice beans, 30g soybeans.

做法

1. 把所有材料洗净。冬瓜连皮切大块备用。
2. 锅中加入2 000毫升水，放入全部材料，武火煮至水滚，改文火煮1小时，最后下盐调味即可。

· **Preparation methods**

1. Rinse all ingredients thoroughly. Cut the winter melon (with skin) into large chunks.
2. Combine ingredients with 2 000ml of water in a pot, and place over high heat until the water boils. Switch to low heat and simmer for an additional 1 hour. Add salt to taste.

功效

清热利湿，消肿减肥。缓解身体困重、肥胖等症状。

· **Effects**

Clears heat, promotes diuresis, reduces swelling and aids weight loss. Relieves heaviness in the body and excess weight.

小贴士 / Tips

荷叶能清热解暑祛湿，此汤尤其适合夏天消暑时饮用。

Lotus leaf helps to clear heat and expel dampness. This soup is particularly effective if taken in the summertime to clear summer-heat.

西洋菜猴头菇芡实素汤

Vegetarian soup with watercress, monkey head mushroom and foxnuts

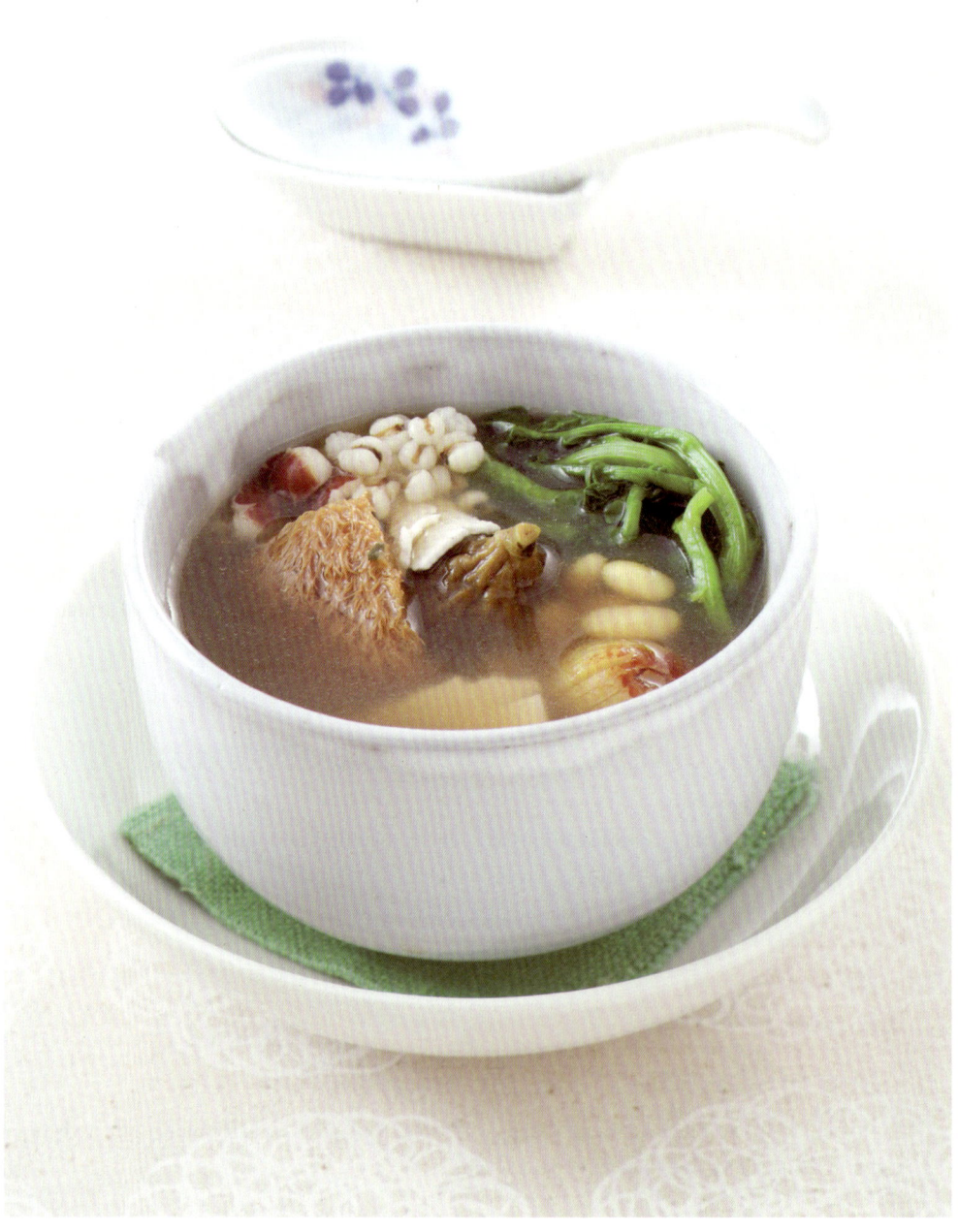

 **材料**

西洋菜600克、猴头菇（干品）1个、芡实15克、生薏苡仁30克、无花果干4枚、蜜枣4枚。

· **Ingredients**

600g watercress, 1 dried monkey head mushroom, 15g foxnuts, 30g raw coix seeds, 4 dried figs, 4 candied dates.

 **做法**

1. 把所有材料洗净。西洋菜以清水加盐反复浸泡数次。
2. 锅中加入2 500毫升水，放入全部材料，武火煮至水滚，改文火煮1.5小时，最后下盐调味即可。

· **Preparation methods**

1. Rinse all ingredients thoroughly. Soak the watercress in salted water, drain and repeat a few times.
2. Combine ingredients with 2 500ml of water in a pot, and place over high heat until the water boils. Switch to low heat and simmer for an additional 1.5 hours. Add salt to taste.

 **功效**

清热健脾利湿，帮助消化。缓解口苦、口干、胃胀、胃痛等症状。

· **Effects**

Clears heat, strengthens the spleen, promotes diuresis and aids digestion. Relieves symptoms including bitter or dry mouth, bloatedness in the stomach and stomachache.

📷 **小贴士 / Tips**

西洋菜性凉，有清热润肺的功效，适合身体有热象如便秘、口干时饮用。

Watercress is cool in nature and is effective for clearing heat and nourishing the lungs. It is particularly suitable when the body is exhibiting heat-related symptoms such as constipation and dry mouth.

霸王花白扁豆玉米胡萝卜素汤

Night-blooming cereus, hyacinth bean, corn and carrot soup

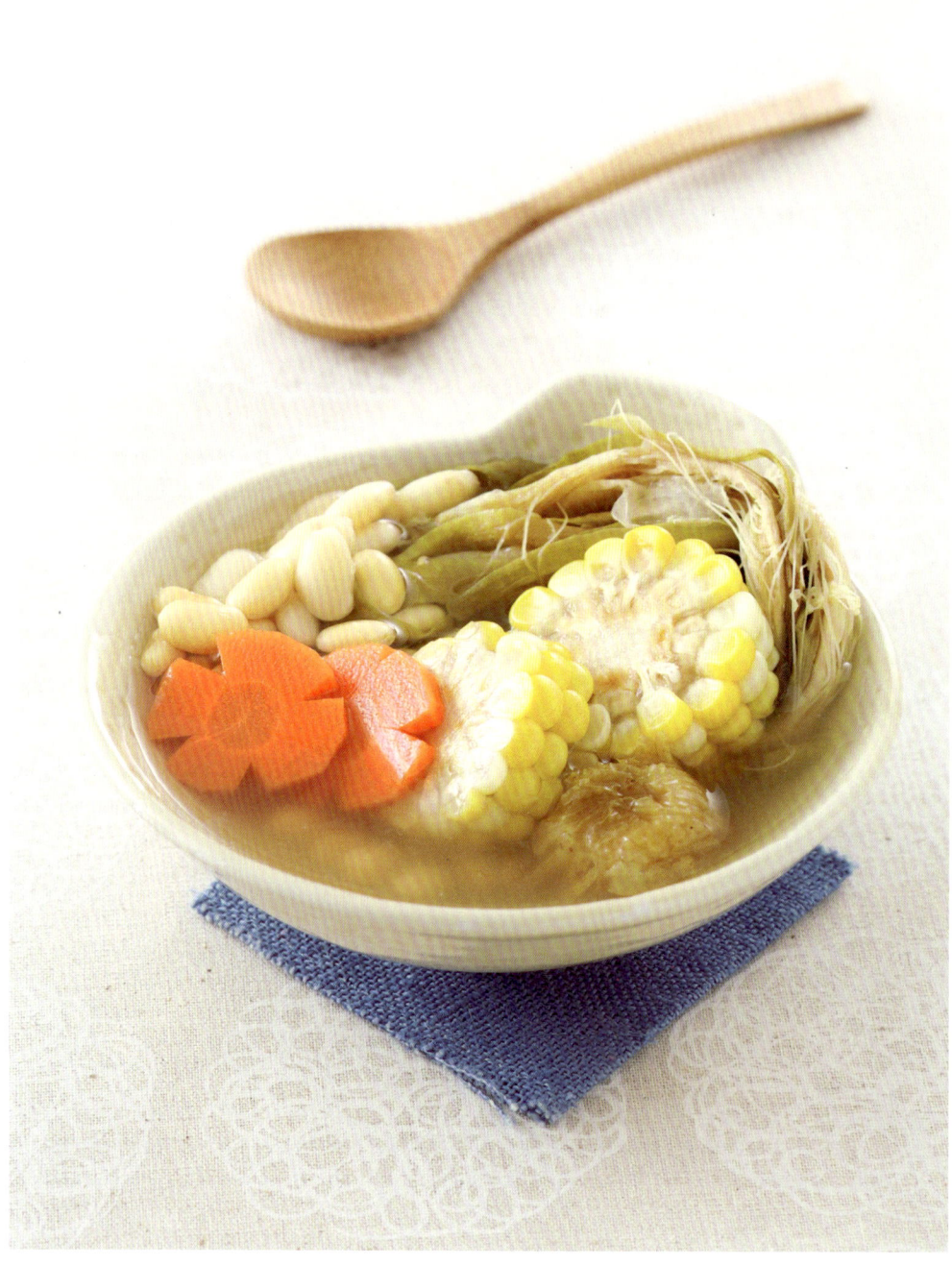

材料

霸王花2朵、白扁豆30克、玉米（连须连芯）2根、胡萝卜2根、黄豆30克、蜜枣3枚。

· **Ingredients**

2 night-blooming cereuses, 30g hyacinth beans, 2 ears of corn (including silk and pith), 2 carrots, 30g soybeans, 3 candied dates.

做法

1. 把所有材料洗净备用。胡萝卜去皮切片，玉米连须连芯切大块备用。
2. 锅中加入2 000毫升水，放入全部材料，武火煮至水滚，改文火煮1小时，最后下盐调味即可。

· **Preparation methods**

1. Rinse all ingredients thoroughly. Peel and slice the carrots. Cut the corn (with silk and pith) into large chunks.
2. Combine ingredients with 2 000ml of water in a pot, and place over high heat until the water boils. Switch to low heat and simmer for an additional 1 hour. Add salt to taste.

功效

清热利水渗湿。缓解口臭、脚气（足癣）、小便偏黄、口苦、口干等症状。

· **Effects**

Clears heat, promotes diuresis and eliminates dampness. Alleviates bad breath, and treats athlete's foot, yellow urine, and bitter or dry mouth.

📷 **小贴士 / Tips**

　　玉米须具有祛湿消肿、利尿的功效，夏季用玉米须煮茶尤其适合一家大小饮用。

Corn silk helps to expel dampness, reduce swelling and promote diuresis. It is suitable for the whole family, particularly during summer.

冬瓜牛蒡芡实蚬汤

Winter melon, burdock, foxnut and clam soup

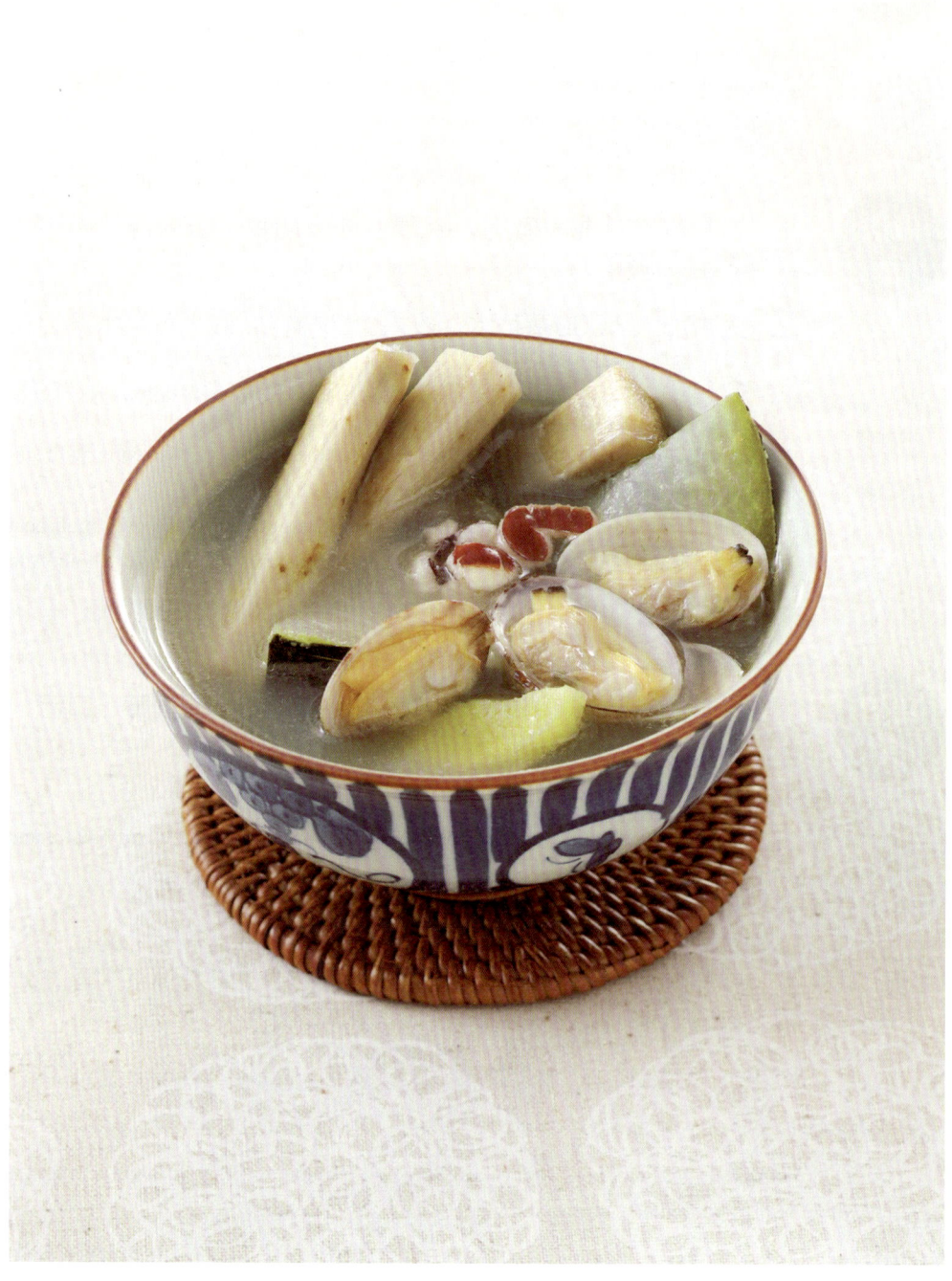

材料

冬瓜（连皮）250克、牛蒡1条、蚬200克、芡实15克、生姜1片。

· **Ingredients**

250g unpeeled winter melon, 1 burdock, 200g clams, 15g foxnuts, 1 slice of ginger.

做法

1. 把所有材料洗净备用。冬瓜连皮切大块，牛蒡去皮切厚片状。
2. 蚬置于沸水中煮几分钟至蚬壳打开。
3. 锅中加入2 000毫升水，放入全部材料，武火煮至水滚，改文火煮1小时，最后下盐调味即可。

· **Preparation methods**

1. Rinse all ingredients thoroughly. Cut the winter melon (with skin) into large chunks, peel the burdock and cut it into thick slices.
2. Cook the clams in boiling water until the shells open and extract the clam meat.
3. Combine ingredients with 2 000ml of water in a pot, and place over high heat until the water boils. Switch to low heat and simmer for an additional 1 hour. Add salt to taste.

功效

清热利湿。缓解口臭、脚气（足癣）、小便偏黄、口苦、口干等症状。

· **Effects**

Clears heat and promotes diuresis. Alleviates bad breath, treats athlete's foot, yellow urine, and bitter or dry mouth.

📷 **小贴士 / Tips**

　　牛蒡性寒，有清热解毒、利尿的功效。牛蒡可以与胡萝卜及玉米一同煲汤，味道鲜甜美味。

Burdock is cold in nature and is effective for clearing heat and toxins, and promoting diuresis. Burdock may also be added to a carrot and corn soup as a refreshing and sweet-tasting alternative.

粉葛木瓜薏苡仁汤

Kudzuvine root, papaya and coix seed soup

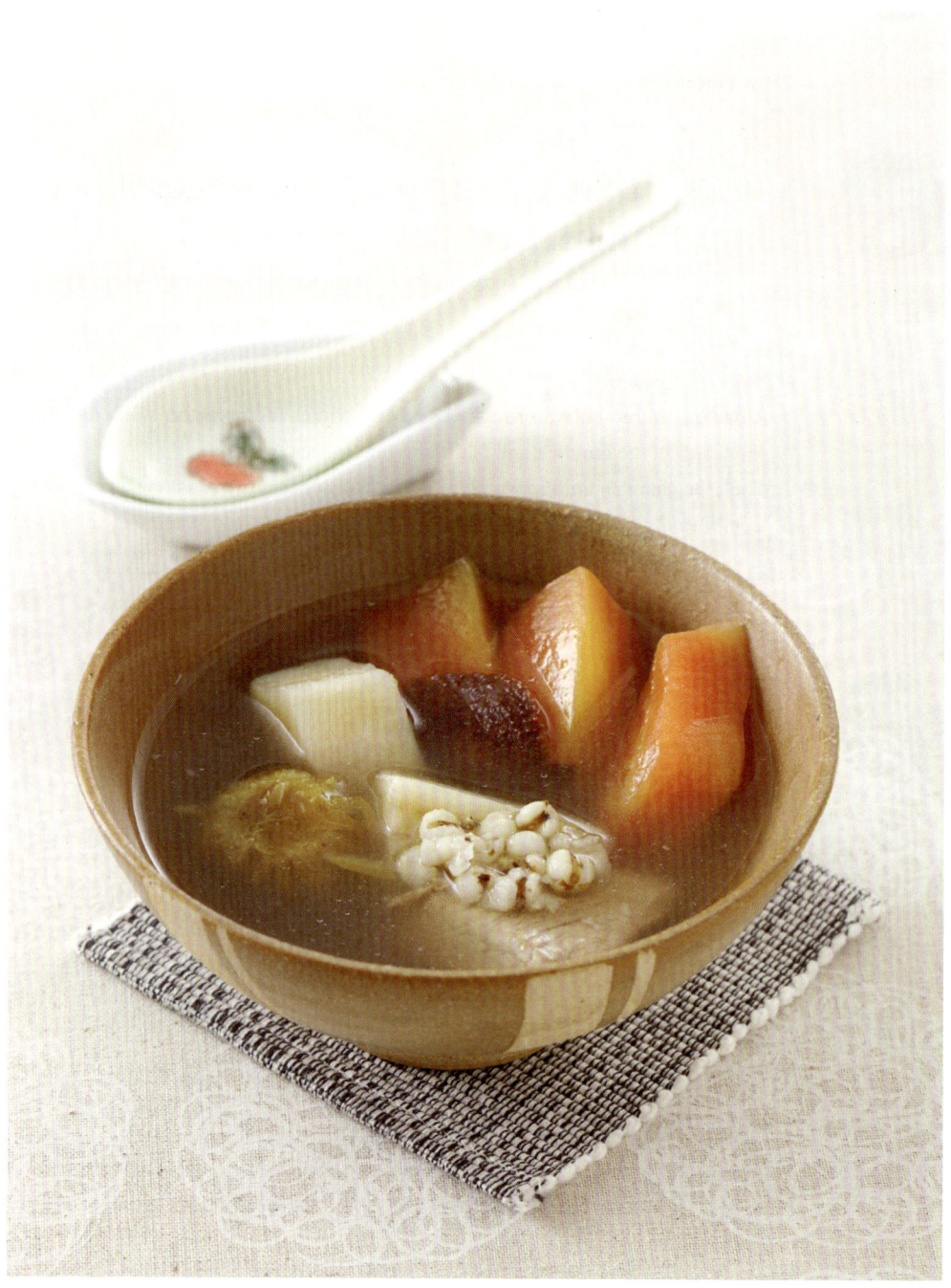

材料 粉葛1块、熟木瓜1个、生薏苡仁40克、陈皮1角、蜜枣4枚、猪腱300克。

· **Ingredients**

1 piece of kudzuvine root, 1 ripe papaya, 40g raw coix seeds, 1 dried citrus peel, 4 candied dates, 300g pork shin.

做法

1. 把所有材料洗净。猪腱汆水。粉葛去皮、木瓜去皮去籽，切大块备用。
2. 锅中加入2 000毫升水，放入全部材料，武火煮至水滚，改文火煮1.5小时，最后下盐调味即可。

· **Preparation methods**

1. Rinse all ingredients thoroughly. Blanch the pork shin. Peel the kudzuvine root, peel the papaya and remove the seeds, and cut both into large chunks.
2. Combine ingredients with 2 000ml of water in a pot, and place over high heat until the water boils. Switch to low heat and simmer for an additional 1.5 hours. Add salt to taste.

功效 清热利湿。缓解因工作繁忙而感觉肩颈屈伸不利等症状。

· **Effects**

Clears heat and promotes diuresis. Soothes aches and pains in the shoulder and neck area caused by overwork.

🍵 小贴士 / Tips

　　陈皮有理气健脾、燥湿化痰的功效，能帮助消化及行气。作呕欲吐或食欲减退的孕妇可以将陈皮6克切丝煮粥食用。

Dried citrus peel helps to regulate qi, strengthen the spleen, eliminate dampness, reduce phlegm and improve digestion. Pregnant women experiencing nausea or poor appetite may slice up about 6g of dried citrus peel and cook it with congee.

· 气虚体质 ·

　　宜多选择补气、开胃健脾、补肾的食材，如人参、花旗参、党参、太子参、灵芝、山药、黄芪、马铃薯、海底椰、胡萝卜、大枣、番薯、南瓜、栗子、白米等。

· Qi Deficient Constitution ·

Eat more foods that replenish qi, stimulate the appetite, strengthen the spleen, and invigorate the kidneys such as ginseng, American ginseng, tangshen, heterophylly falsestarwort root, glossy ganoderma, wild yam, milkvetch root, potato, sea coconut, carrot, Chinese date, sweet potato, pumpkin, chestnut and white rice.

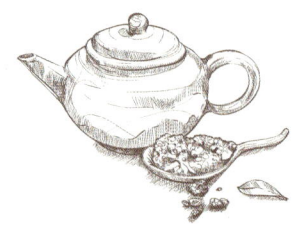

气虚体质10大常备煲汤食材

The Top Ten Ingredients Used in Soups to Treat Qi Deficiency

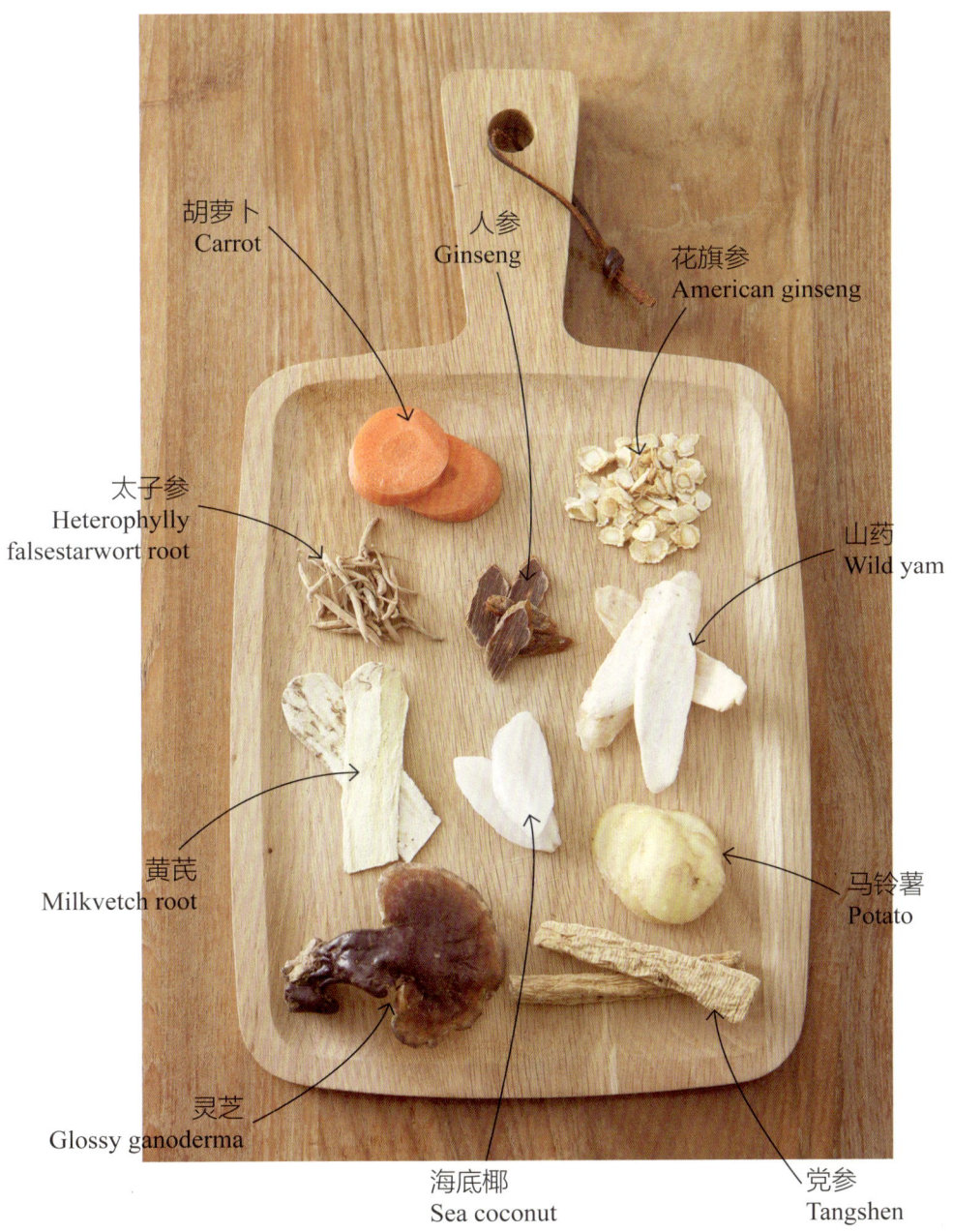

胡萝卜
Carrot

人参
Ginseng

花旗参
American ginseng

太子参
Heterophylly
falsestarwort root

山药
Wild yam

黄芪
Milkvetch root

马铃薯
Potato

灵芝
Glossy ganoderma

海底椰
Sea coconut

党参
Tangshen

人参山药大枣乌鸡汤

Ginseng, wild yam, Chinese date and black-boned chicken soup

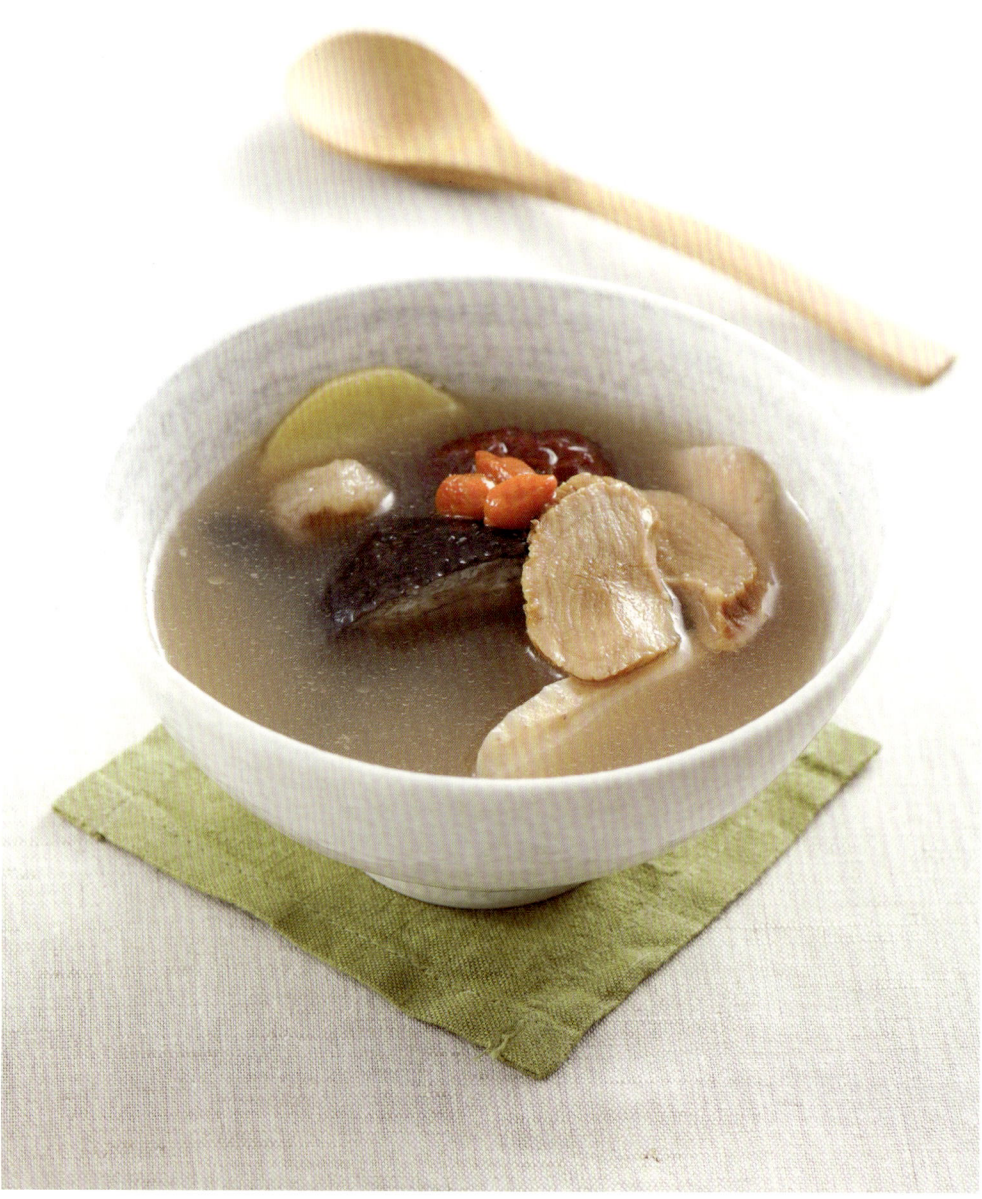

材料

新鲜人参1根、山药（干品）20克、大枣4枚、枸杞子10克、龙眼肉10克、乌鸡1只、生姜2片。

· Ingredients

1 fresh ginseng, 20g dried wild yam, 4 Chinese dates, 10g barbary wolfberry fruits, 10g dried longan pulp, 1 black-boned chicken, 2 slices of ginger.

做法

1. 把所有材料洗净。乌鸡氽水。人参切片备用。
2. 锅中加入2 500毫升水，放入全部材料，武火煮至水滚，改文火煮2小时，最后下盐调味即可。

· Preparation methods

1. Rinse all ingredients thoroughly. Blanch the black-boned chicken. Slice the ginseng.
2. Combine ingredients with 2 500ml of water in a pot, and place over high heat until the water boils. Switch to low heat and simmer for an additional 2 hours. Add salt to taste.

功效

益气养血。缓解怕冷、四肢冰冷、心悸、呼吸不顺畅等症状。

· Effects

Replenishes qi and nourishes the blood. Treats sensitivity to cold, cold hands and feet, heart palpitations and breathlessness.

注意

感冒未清者不宜服用此汤。

· Note

Not recommended for those still recovering from a cold.

📷 **小贴士 / Tips**

人参具有大补元气、益智安神的功效，要注意春夏气候偏潮湿、闷热时，偏热体质者不宜食用。

Ginseng reinforces vital energy, improves mental awareness and calms the mind. As weather tends to be hot and humid in the spring and summer, those with a heaty constitution should avoid consuming ginseng.

海底椰山药马铃薯鹌鹑汤

Sea coconut, wild yam, potato and quail soup

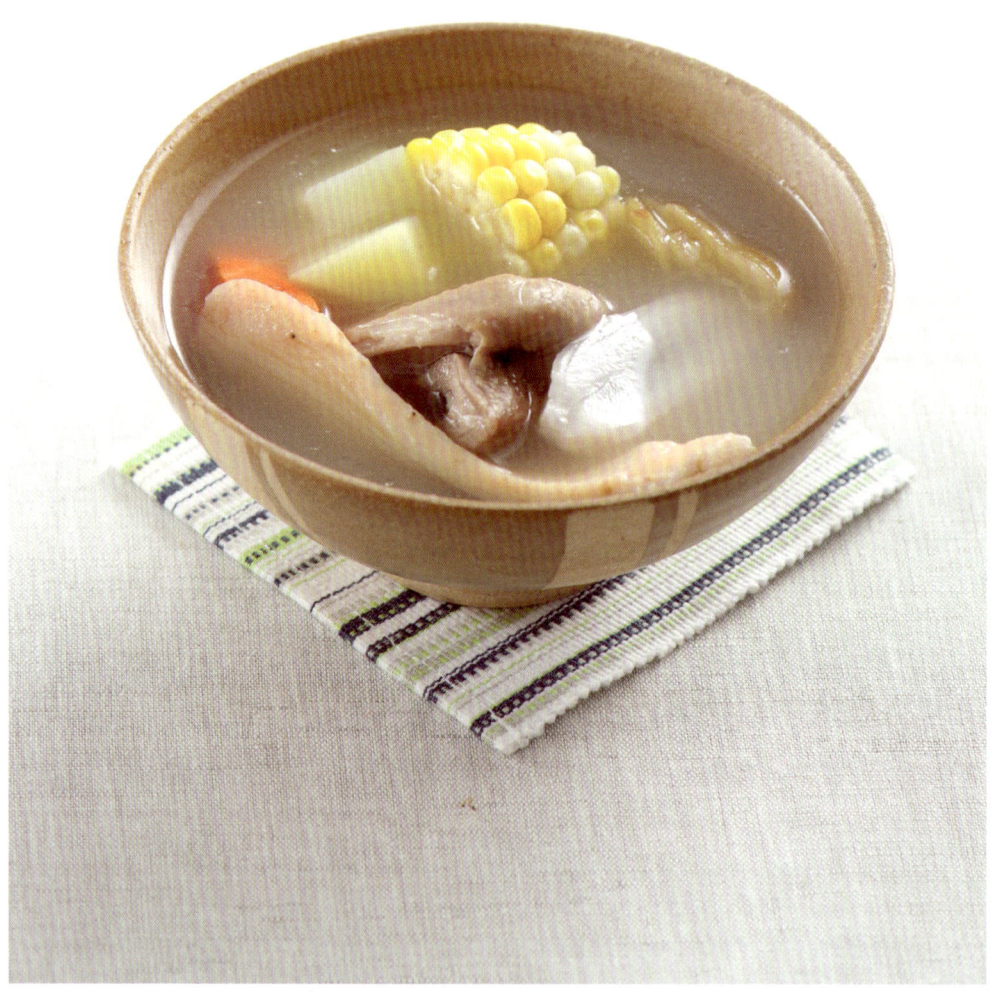

材料

海底椰（鲜品或干品）60克、山药（干品）15克、马铃薯2个、玉米（连须连芯）1根、胡萝卜2根、蜜枣4枚、鹌鹑2只。

· **Ingredients**

60g fresh or dried sea coconuts, 15g dried wild yam, 2 potatoes, 1 ear of corn (including silk and pith), 2 carrots, 4 candied dates, 2 quails.

做法

1. 把所有材料洗净备用。鹌鹑汆水。胡萝卜、马铃薯去皮，玉米连须连芯，切大块备用。
2. 锅中加入2 500毫升水，放入全部材料，武火煮至水滚，改文火煮2小时，最后下盐调味即可。

· **Preparation methods**

1. Rinse all ingredients thoroughly. Blanch the quails. Cut the peeled carrots, potatoes and corn (with silk and pith) into large chunks.
2. Combine ingredients with 2 500ml of water in a pot, and place over high heat until the water boils. Switch to low heat and simmer for an additional 2 hours. Add salt to taste.

功效

益气养颜。缓解皮肤欠润泽，容易疲倦、气短等症状。

· **Effects**

Replenishes qi and nourishes the skin. Improves skin tone, and relieves fatigue and breathlessness.

注意

感冒未清者不宜服用此汤。

· **Note**

Not recommended for those still recovering from a cold.

黄芪党参螺头汤

Milkvetch root, tangshen and conch soup

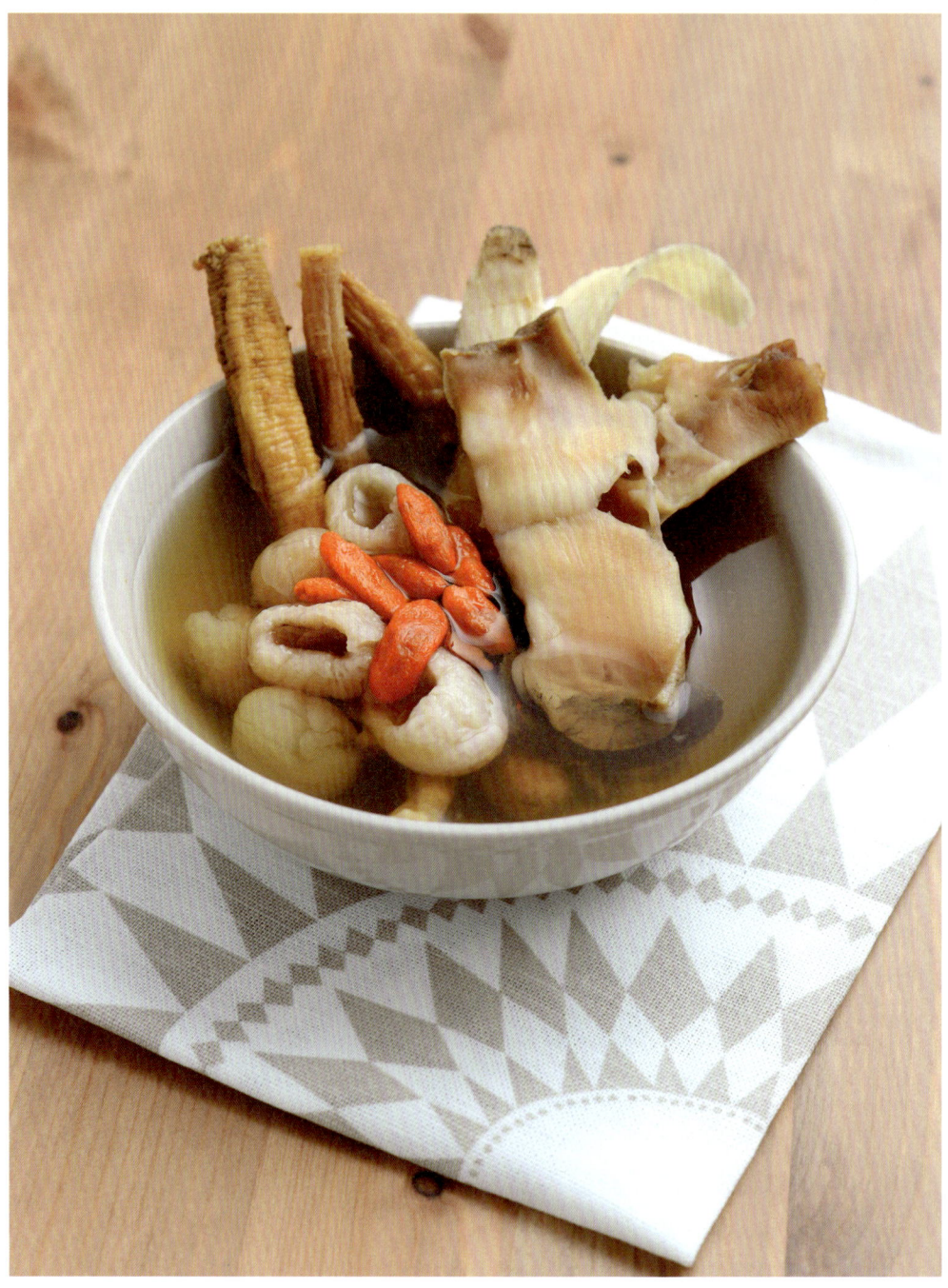

材料 黄芪20克、党参20克、冰鲜螺头1块、干螺头4块、龙眼肉10克、枸杞子10克、猪肩胛骨3～5块。

· **Ingredients**

20g milkvetch root, 20g tangshen, 1 piece of chilled conch, 4 pieces of dried conch, 10g dried longan pulp, 10g barbary wolfberry fruits, 3-5 pieces of pork shoulder bones.

做法

1. 把所有材料洗净。猪肩胛骨、冰鲜螺头汆水备用。
2. 干螺头泡水1小时。
3. 锅中加入2 500毫升水，放入全部材料，武火煮至水滚，改文火煮2小时，最后下盐调味即可。

· **Preparation methods**

1. Rinse all ingredients thoroughly. Blanch the pork shoulder bones and chilled conch.
2. Soak the dried conch in water for 1 hour.
3. Combine ingredients with 2 500ml of water in a pot, and place over high heat until the water boils. Switch to low heat and simmer for an additional 2 hours. Add salt to taste.

功效 益气养血。缓解容易疲倦、嗜睡、气短、自汗、眼干等症状。

· **Effects**

Replenishes qi and nourishes the blood. Relieves fatigue, drowsiness, breathlessness, spontaneous sweating and dry eyes.

注意 感冒未清者不宜服用此汤。

· **Note**

Not recommended for those still recovering from a cold.

📷 **小贴士 / Tips**

黄芪具有补气健脾、提升阳气、抵御外邪的功效。

Milkvetch root replenishes qi, strengthens the spleen, increases yang and defends against external pathogens.

灵芝党参大枣鸡汤

Glossy ganoderma, tangshen, Chinese date and chicken soup

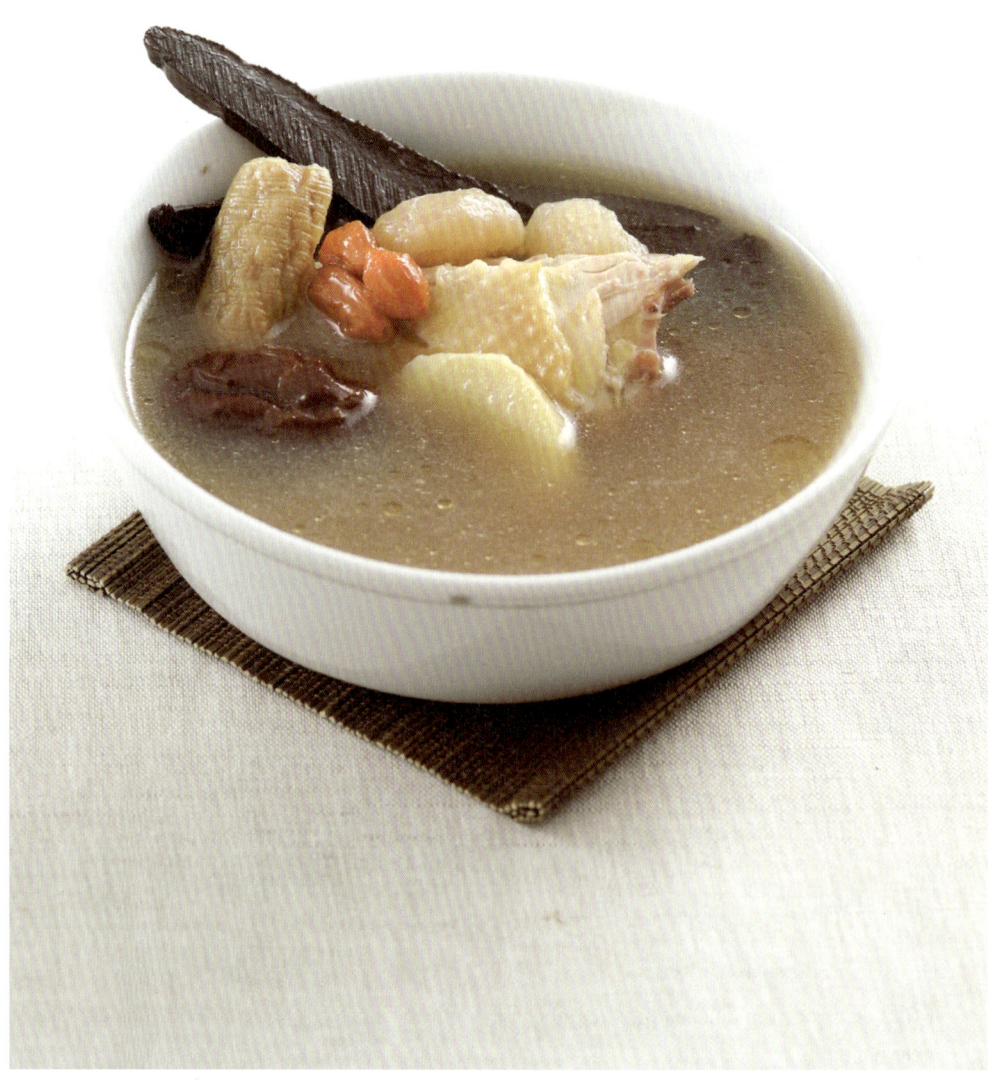

材料 灵芝9克、党参20克、大枣4枚、枸杞子10克、龙眼肉10克、鸡
1只、生姜2片。

· **Ingredients**

9g glossy ganoderma, 20g tangshen, 4 Chinese dates, 10g barbary wolfberry fruits,
10g dried longan pulp, 1 chicken, 2 slices of ginger.

做法
1. 把所有材料洗净。鸡汆水备用。
2. 锅中加入2 500毫升水，放入全部材料，武火煮至水滚，改
   文火煮1.5小时，最后下盐调味即可。

· **Preparation methods**

1. Rinse all ingredients thoroughly. Blanch the chicken.
2. Combine ingredients with 2 500ml of water in a pot, and place over high heat
   until the water boils. Switch to low heat and simmer for an additional 1.5 hours.
   Add salt to taste.

功效 气血双补。缓解因精神压力大、劳碌过度而引起的精神疲倦、
四肢无力等症状。

· **Effects**

Replenishes qi and blood. Relieves fatigue caused by stress or overwork, and
weakness in the limbs.

注意 感冒未清者不宜服用此汤。

· **Note**

Not recommended for those still recovering from a cold.

📷 **小贴士 / Tips**

灵芝性平，具有补气安神、止渴平喘的功效。如作保健用途使
用，可加入蜜枣及甘草一同煮茶饮用，1周饮用1～2次。

Glossy ganoderma is mild in nature and helps to replenish qi, calm the mind, quench thirst and
relieve asthma. If it is being taken for general health maintenance, it can be brewed together
with candied dates and liquorice root, and taken up to one to two times a week.

党参山药莲子大枣汤

Tangshen, wild yam, lotus seed and Chinese date soup

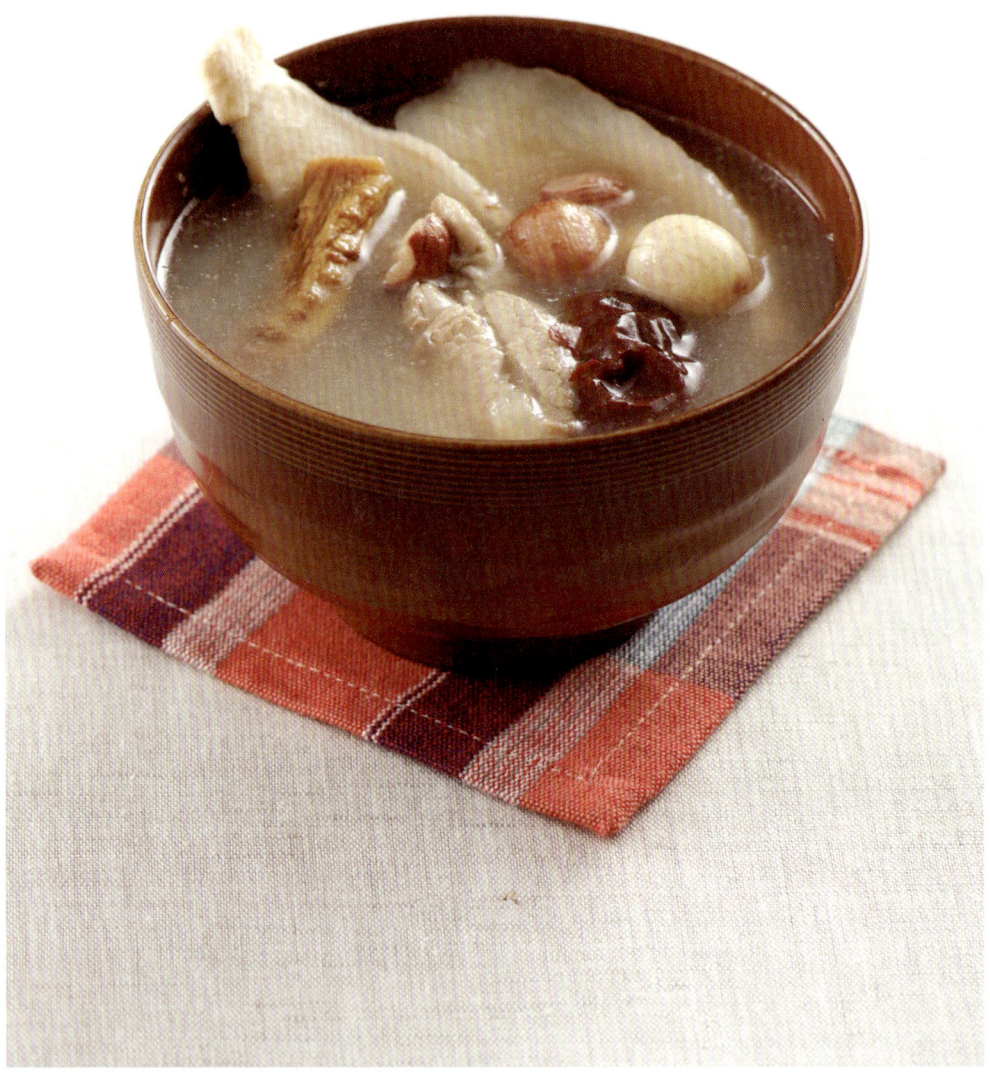

 **材料**

党参20克、山药（干品）20克、莲子15克、大枣4枚、猪肩胛骨3～5块。

· **Ingredients**

20g tangshen, 20g dried wild yam, 15g lotus seeds, 4 Chinese dates, 3-5 pieces of pork shoulder bones.

 **做法**

1. 把所有材料洗净。猪肩胛骨汆水备用。
2. 锅中加入2 500毫升水，放入全部材料，武火煮至水滚，改文火煮2小时，最后下盐调味即可。

· **Preparation methods**

1. Rinse all ingredients thoroughly. Blanch the pork shoulder bones.
2. Combine ingredients with 2 500ml of water in a pot, and place over high heat until the water boils. Switch to low heat and simmer for an additional 2 hours. Add salt to taste.

 **功效**

益气养血，安神。缓解头晕、气短、自汗等症状。

· **Effects**

Replenishes qi, nourishes the blood and calms the mind. Relieves dizziness, breathlessness and spontaneous sweating.

 **注意**

感冒未清者不宜服用此汤。

· **Note**

Not recommended for those still recovering from a cold.

📖 **小贴士 / Tips**

　　党参有健脾益肺气、补血及生津的功效。气虚体质者早餐宜以党参煲粥食用，1周食用2～3次。

Tangshen strengthens the spleen, tonifies the lungs, replenishes blood and promotes production of fluids. Those with a qi deficient constitution may cook the herb with congee for breakfast two to three times a week.

太子参沙参大枣鸡汤

Heterophylly falsestarwort root, glehnia root, Chinese date and chicken soup

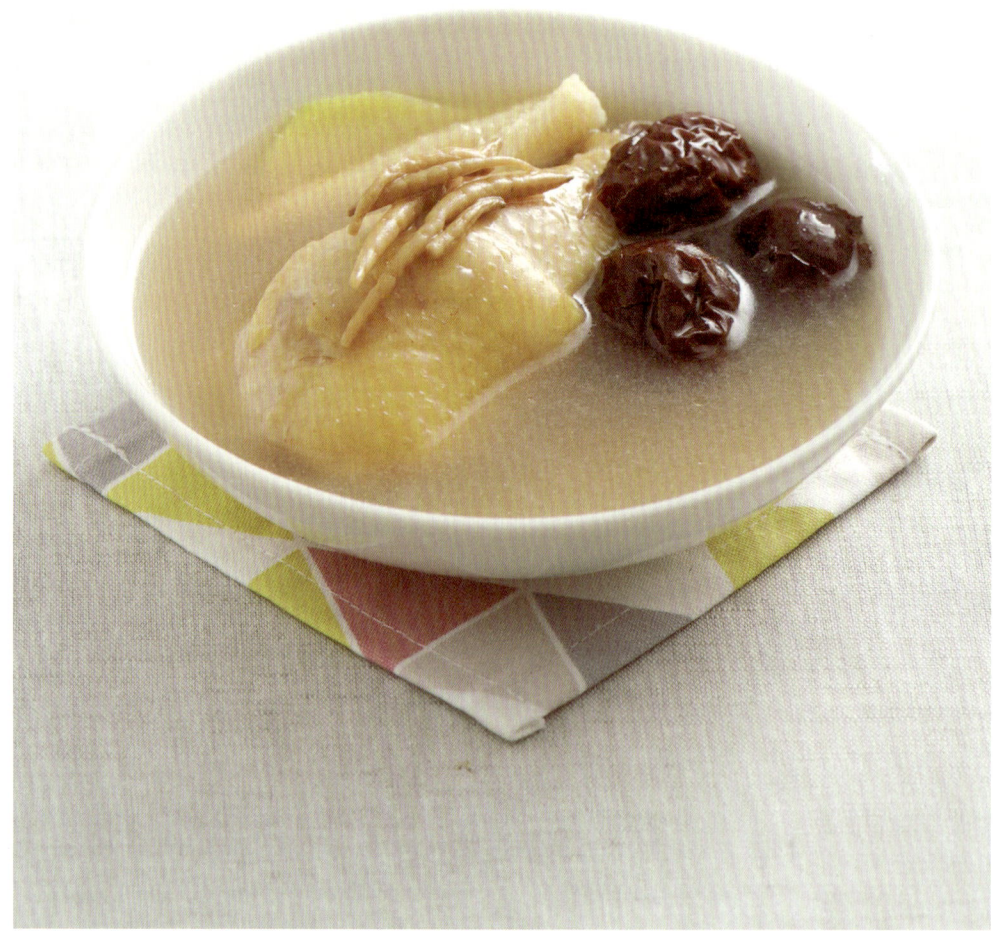

材料 太子参15克、沙参15克、大枣5枚、鸡1只、生姜2片。

· **Ingredients**

15g heterophylly falsestarwort root, 15g glehnia root, 5 Chinese dates, 1 chicken, 2 slices of ginger.

做法

1. 把所有材料洗净。鸡氽水备用。
2. 锅中加入1 500毫升水，放入全部材料，武火煮至水滚，改文火煮2小时，最后下盐调味即可。

· **Preparation methods**

1. Rinse all ingredients thoroughly. Blanch the chicken.
2. Combine ingredients with 1 500ml of water in a pot, and place over high heat until the water boils. Switch to low heat and simmer for an additional 2 hours. Add salt to taste.

功效 养阴益气健脾。缓解因精神压力大而引起的食欲减退、胃部不适等症状。

· **Effects**

Nourishes yin, replenishes qi and strengthens the spleen. Relieves reduced appetite and stomach discomfort caused by mental stress.

注意 感冒未清者不宜服用此汤。

· **Note**

Not recommended for those still recovering from a cold.

📖 小贴士 / Tips

　　沙参分北沙参及南沙参。两者皆有养阴清肺、益胃生津的功效。常用作煲汤的是养阴清热功效较强的北沙参；南沙参则能益气、祛痰。

There are two types of glehnia root－coastal glehnia root and fourleaf ladybell root. Both help to nourish yin, clear lung-heat, strengthen the stomach and promote fluid production. Coastal glehnia root is more often used in soups for its yin-nourishing and heat-clearing benefits, while fourleaf ladybell root replenishes qi and expels phlegm.

太子参无花果瘦肉汤

Heterophylly falsestarwort root, fig and pork soup

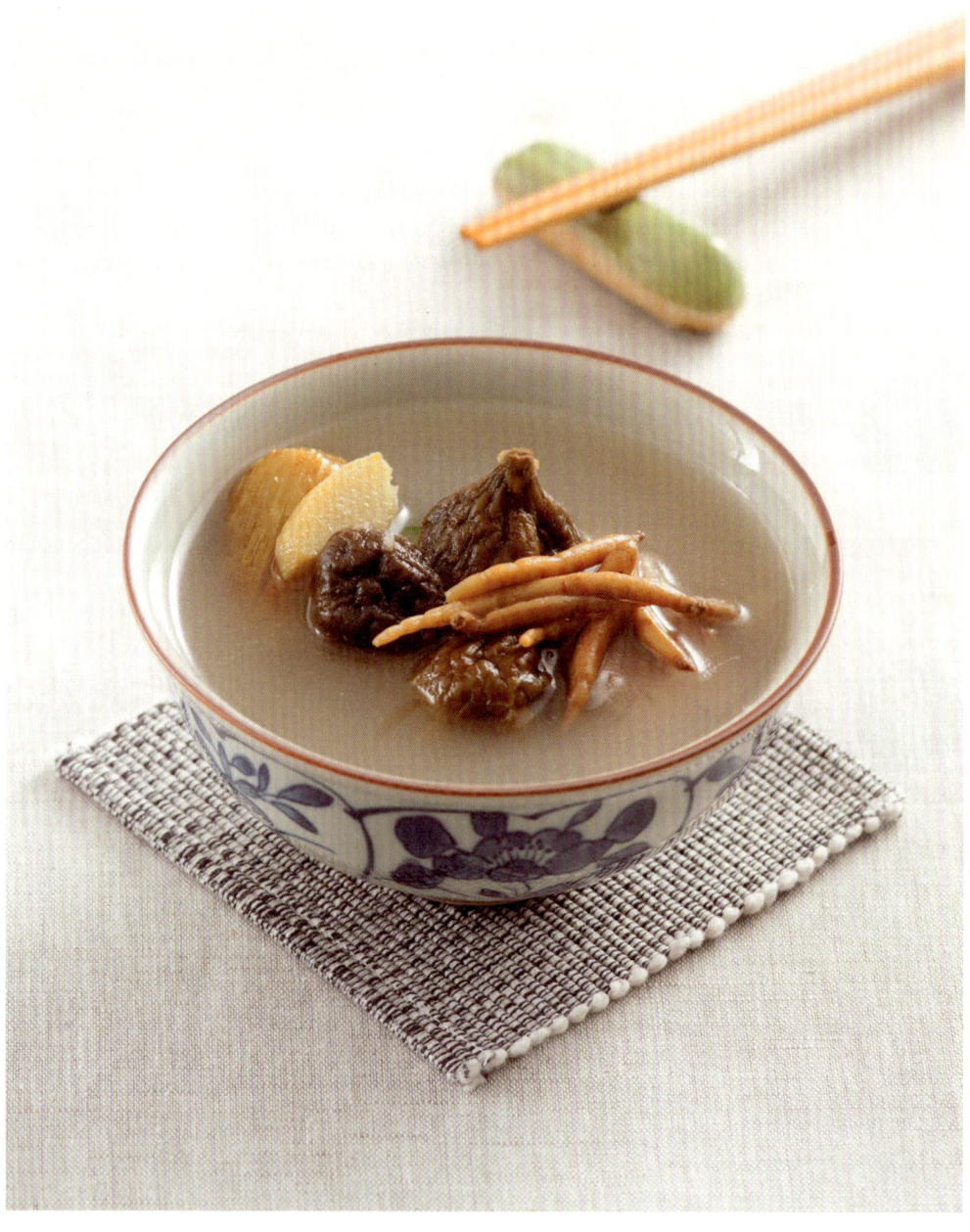

材料 太子参20克、无花果干5～6枚、蜜枣2枚、猪腱300克、生姜2片。

· **Ingredients**

20g heterophylly falsestarwort root, 5-6 dried figs, 2 candied dates, 300g pork shin, 2 slices of ginger.

做法
1. 把所有材料洗净。猪腱氽水备用。
2. 锅中加入2 500毫升水，放入全部材料，武火煮至水滚，改文火煮1.5小时，最后下盐调味即可。

· **Preparation methods**

1. Rinse all ingredients thoroughly. Blanch the pork shin.
2. Combine ingredients with 2 500ml of water in a pot, and place over high heat until the water boils. Switch to low heat and simmer for an additional 1.5 hours. Add salt to taste.

功效 补气润肺健脾。缓解口干、说话时容易干咳等症状。

· **Effects**

Replenishes qi, nourishes the lungs and strengthens the spleen. Relieves dry mouth and dry coughs that occur or worsen when talking.

注意 感冒未清者不宜服用此汤。

· **Note**

Not recommended for those still recovering from a cold.

· 血虚体质 ·

　　宜多选择滋养补血、调补肝肾的食物，如制何首乌、龙眼肉、南枣、红豆、红腰豆、苹果、红菜头、菠菜、大枣、熟地黄、乌鸡、葡萄、黑芝麻、鸡蛋等。

· Blood Deficient Constitution ·

Eat more foods that nourish and replenish blood, and reinforce the liver and kidneys, such as prepared fleeceflower root, dried longan pulp, Chinese black date, red bean, red kidney bean, apple, beetroot, spinach, Chinese date, prepared rehmannia root, black-boned chicken, grape, black sesame and egg.

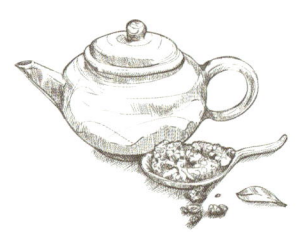

血虚体质10大常备煲汤食材

The Top Ten Ingredients Used in Soups to Treat Blood Deficiency

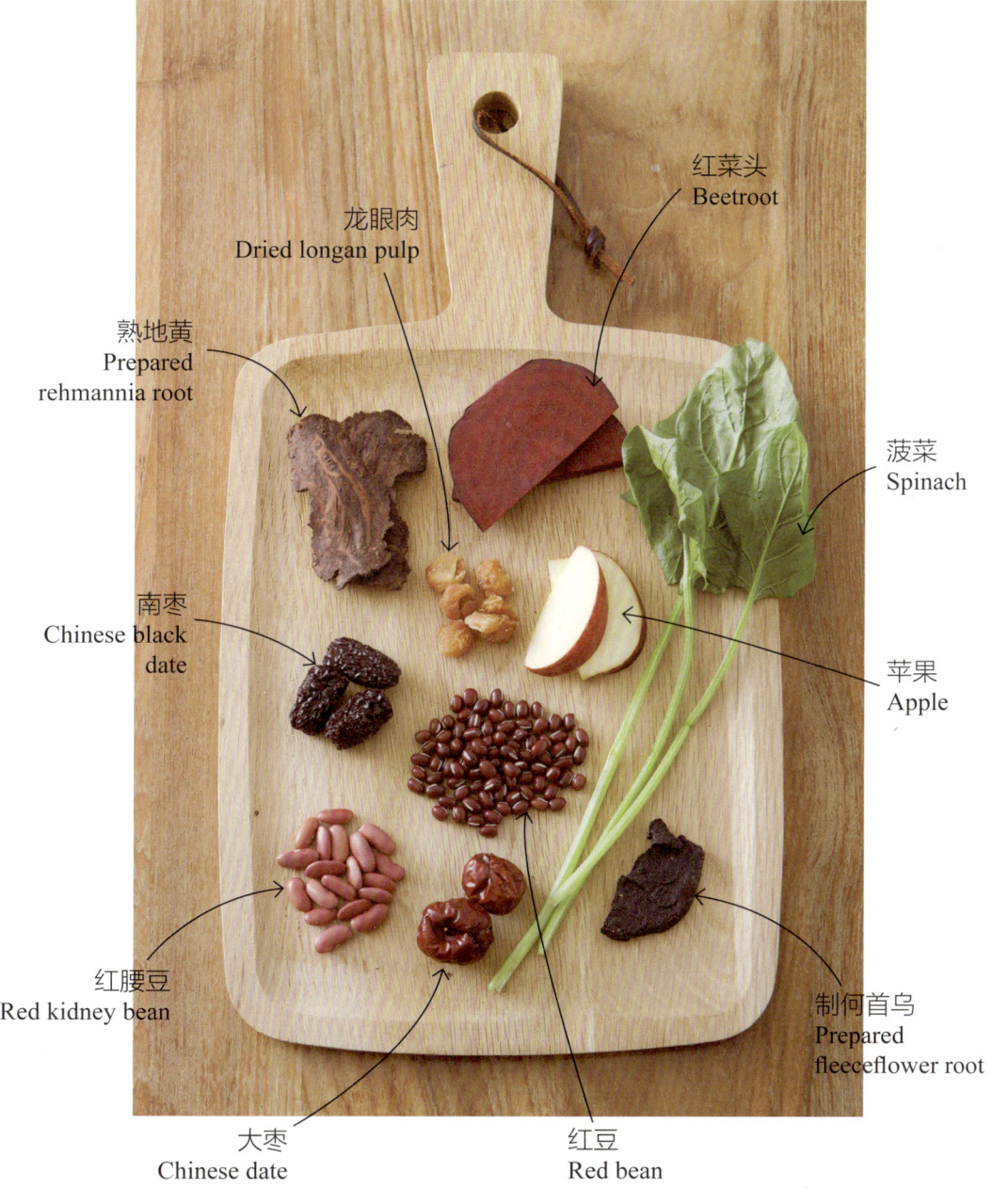

龙眼肉
Dried longan pulp

红菜头
Beetroot

熟地黄
Prepared
rehmannia root

菠菜
Spinach

南枣
Chinese black
date

苹果
Apple

红腰豆
Red kidney bean

制何首乌
Prepared
fleeceflower root

大枣
Chinese date

红豆
Red bean

木瓜南瓜红豆腰果素汤

Vegetarian soup with papaya, pumpkin, red beans and cashews

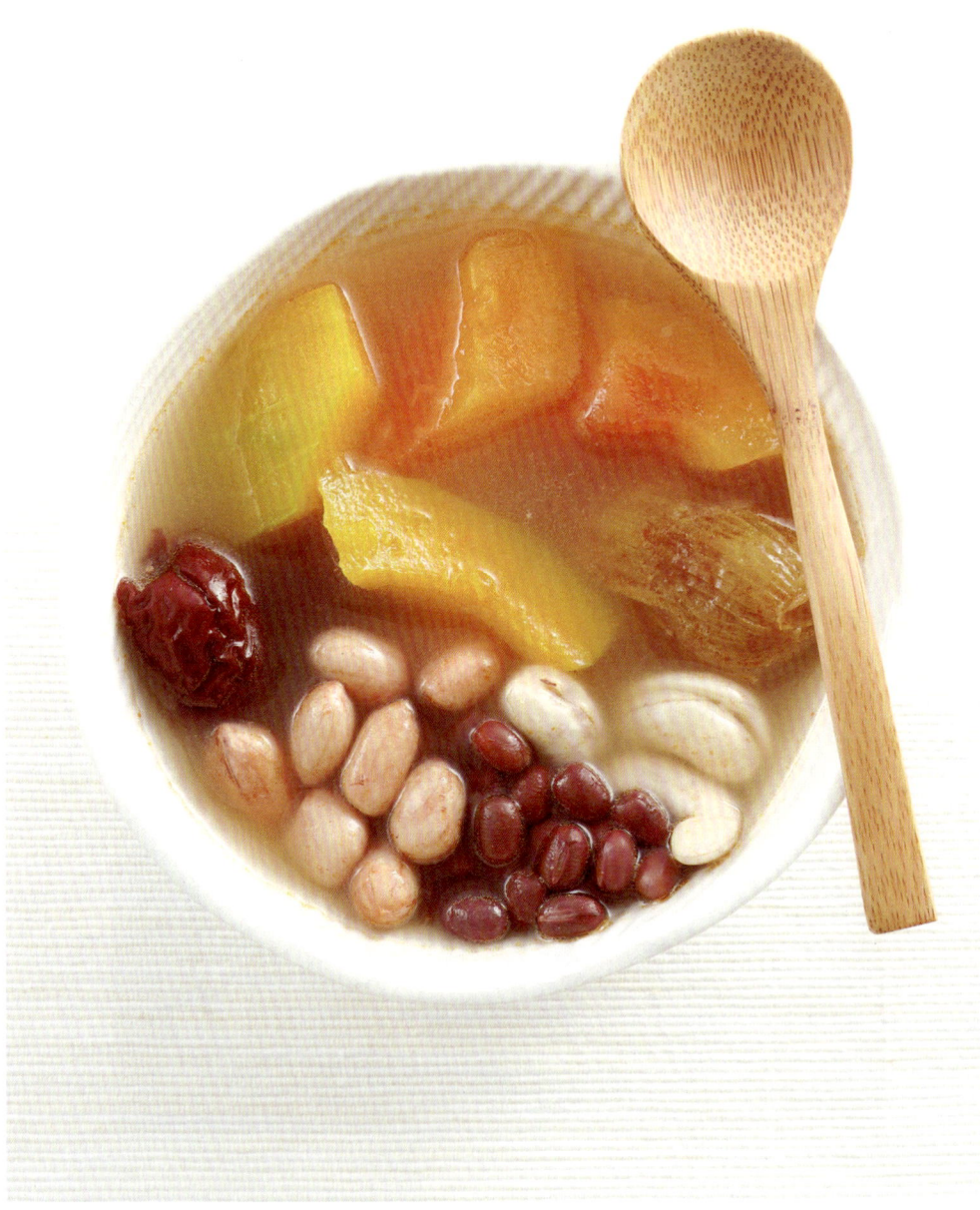

材料

熟木瓜1个、南瓜半个、红豆30克、腰果30克、花生30克、大枣4枚、蜜枣2枚。

· **Ingredients**

1 ripe papaya, half a pumpkin, 30g red beans, 30g cashews, 30g peanuts, 4 Chinese dates, 2 candied dates.

做法

1. 把所有材料洗净备用。木瓜、南瓜去皮去籽切大块备用。
2. 锅中加入2 000毫升水，放入全部材料，武火煮至水滚，改文火煮1.5小时，最后下盐调味即可。

· **Preparation methods**

1. Rinse all ingredients thoroughly. Remove the skins and seeds from the papaya and pumpkin, and cut both into large chunks.
2. Combine ingredients with 2 000ml of water in a pot, and place over high heat until the water boils. Switch to low heat and simmer for an additional 1.5 hours. Add salt to taste.

功效

养血强身。缓解心悸、睡眠差、头晕、容易抽筋等症状。

· **Effects**

Nourishes the blood and strengthens the body. Treats heart palpitations, relieves poor sleep, dizziness and spontaneous muscle cramps.

注意

大便秘结者不宜服用此汤。

· **Note**

Not recommended for those who are constipated.

🍵 **小贴士 / Tips**

南瓜性温，有补脾胃益气的功效。偏热体质者不宜经常服用。

Pumpkin is warm in nature and helps to invigorate the spleen and replenish qi. Those with a heaty constitution should not consume frequently.

灵芝黄芪胡萝卜乌鸡汤

Glossy ganoderma, milkvetch root, carrot and black-boned chicken soup

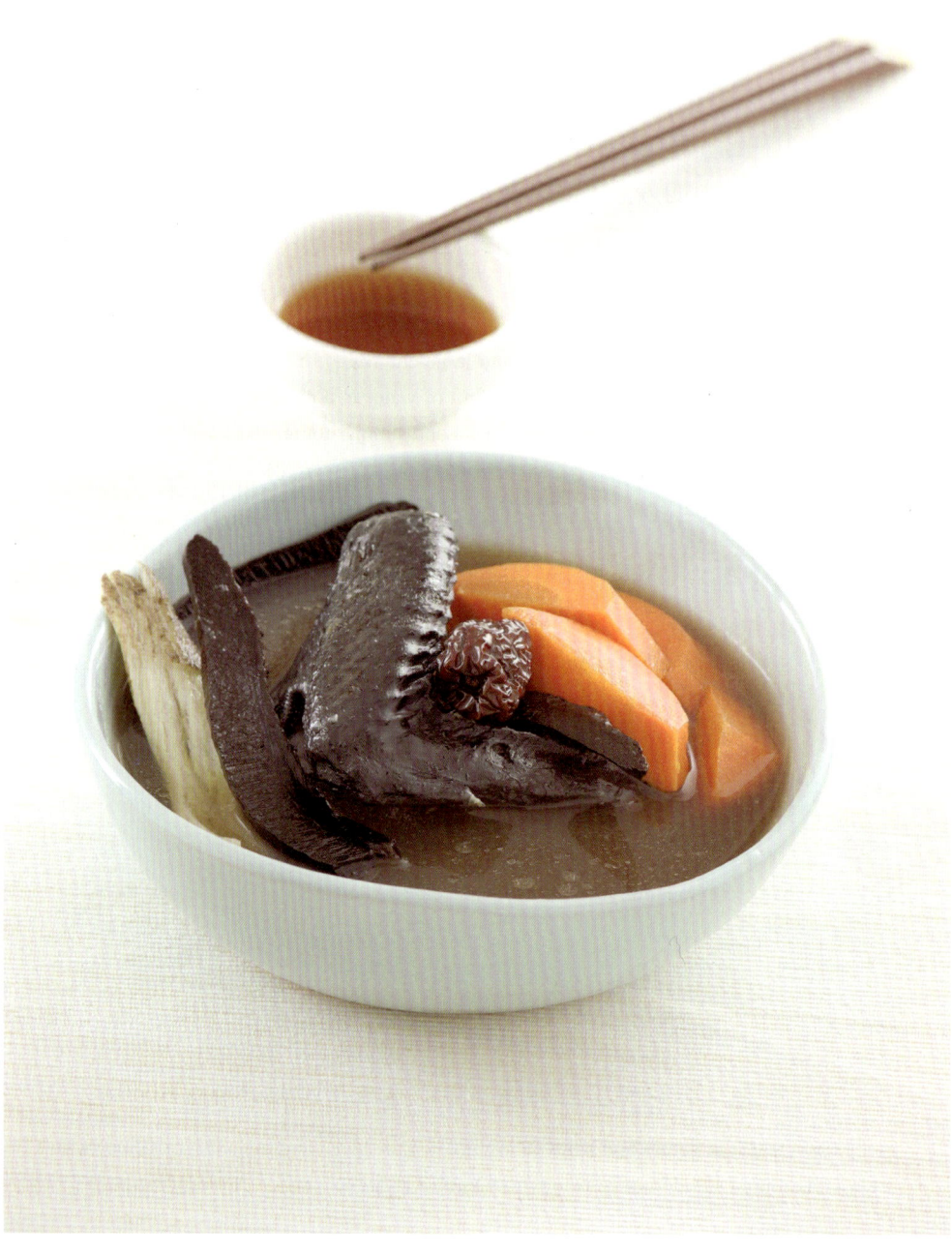

材料
灵芝9克、黄芪15克、胡萝卜2根、乌鸡1只、南枣4枚。

· **Ingredients**
9g glossy ganoderma, 15g milkvetch root, 2 carrots, 1 black-boned chicken, 4 Chinese black dates.

做法
1. 把所有材料洗净。乌鸡汆水。胡萝卜去皮切大块备用。
2. 锅中加入2 500毫升水，放入全部材料，武火煮至水滚，改文火煮2小时，最后下盐调味即可。

· **Preparation methods**
1. Rinse all ingredients thoroughly. Blanch the black-boned chicken. Peel the carrots and cut them into large chunks.
2. Combine ingredients with 2 500ml of water in a pot, and place over high heat until the water boils. Switch to low heat and simmer for an additional 2 hours. Add salt to taste.

功效
补气养血安神。缓解精神紧张、睡眠不稳、心悸等症状。

· **Effects**
Replenishes qi, nourishes the blood and calms the mind. Relieves stress, restless sleep and treats heart palpitations.

注意
感冒未清者不宜服用此汤。

· **Note**
Not recommended for those still recovering from a cold.

红菜头番茄马铃薯素汤

Vegetarian soup with beetroot, tomatoes and potatoes

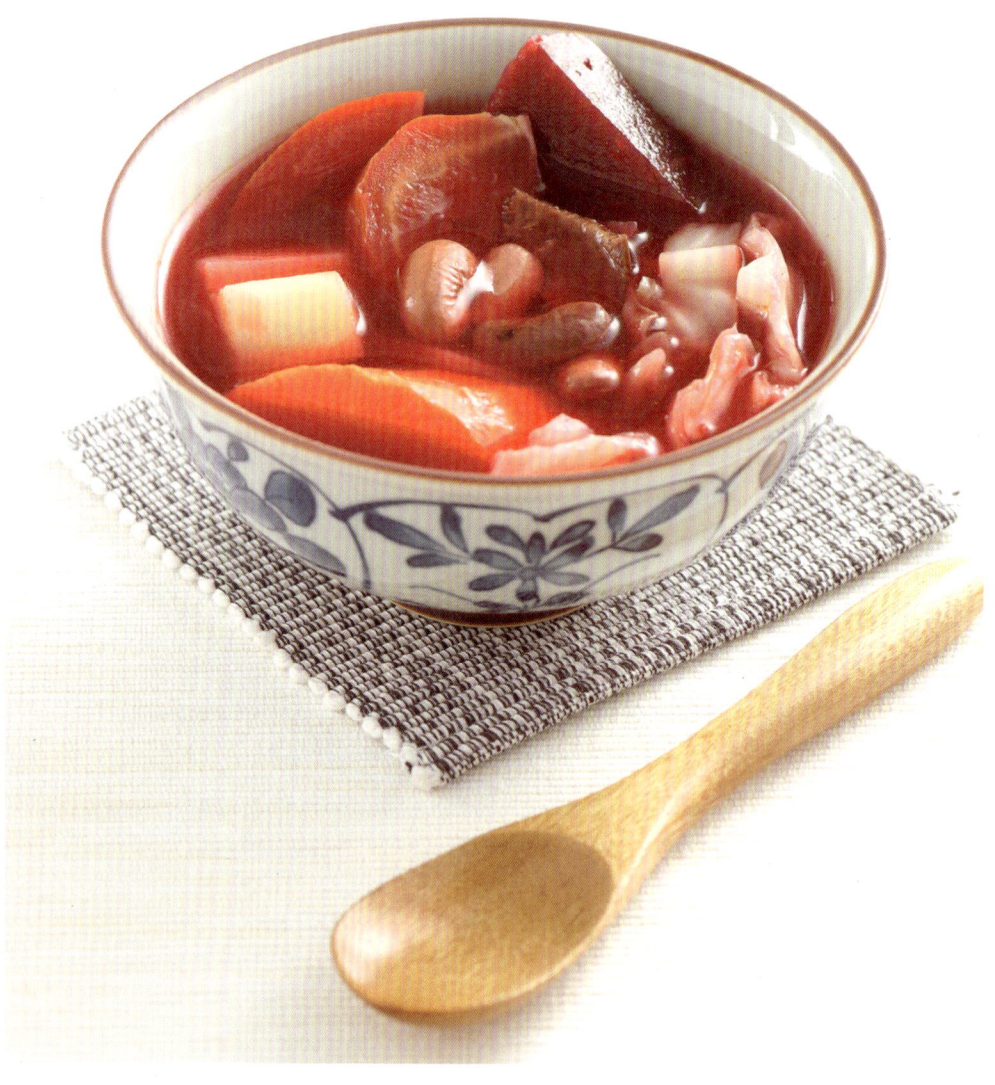

材料

红菜头1个、番茄3个、马铃薯2个、胡萝卜2根、椰菜半个、陈皮1角、红腰豆60克。

· **Ingredients**

1 beetroot, 3 tomatoes, 2 potatoes, 2 carrots, half a cabbage, 1 dried citrus peel, 60g red kidney beans.

做法

1. 把所有材料洗净备用。红菜头、马铃薯、胡萝卜去皮切大块，番茄切大块备用。

2. 锅中加入2 500毫升水，放入全部材料，武火煮至水滚，改文火煮1小时，最后下盐调味即可。

· **Preparation methods**

1. Rinse all ingredients thoroughly. Peel the beetroot, potatoes and carrots, and cut them into large chunks. Cut the tomatoes into large pieces.

2. Combine ingredients with 2 500ml of water in a pot, and place over high heat until the water boils. Switch to low heat and simmer for an additional 1 hour. Add salt to taste.

功效

益气补血。缓解面色偏白、心悸、指甲易断、睡眠差、头晕等症状。

· **Effects**

Replenishes qi and blood. Improves color tone for those with pale complexions, treats heart palpitations and brittle nails, relieves poor sleep and dizziness.

党参熟地黄大枣乌鸡汤

Tangshen, prepared rehmannia root, Chinese date and black-boned chicken soup

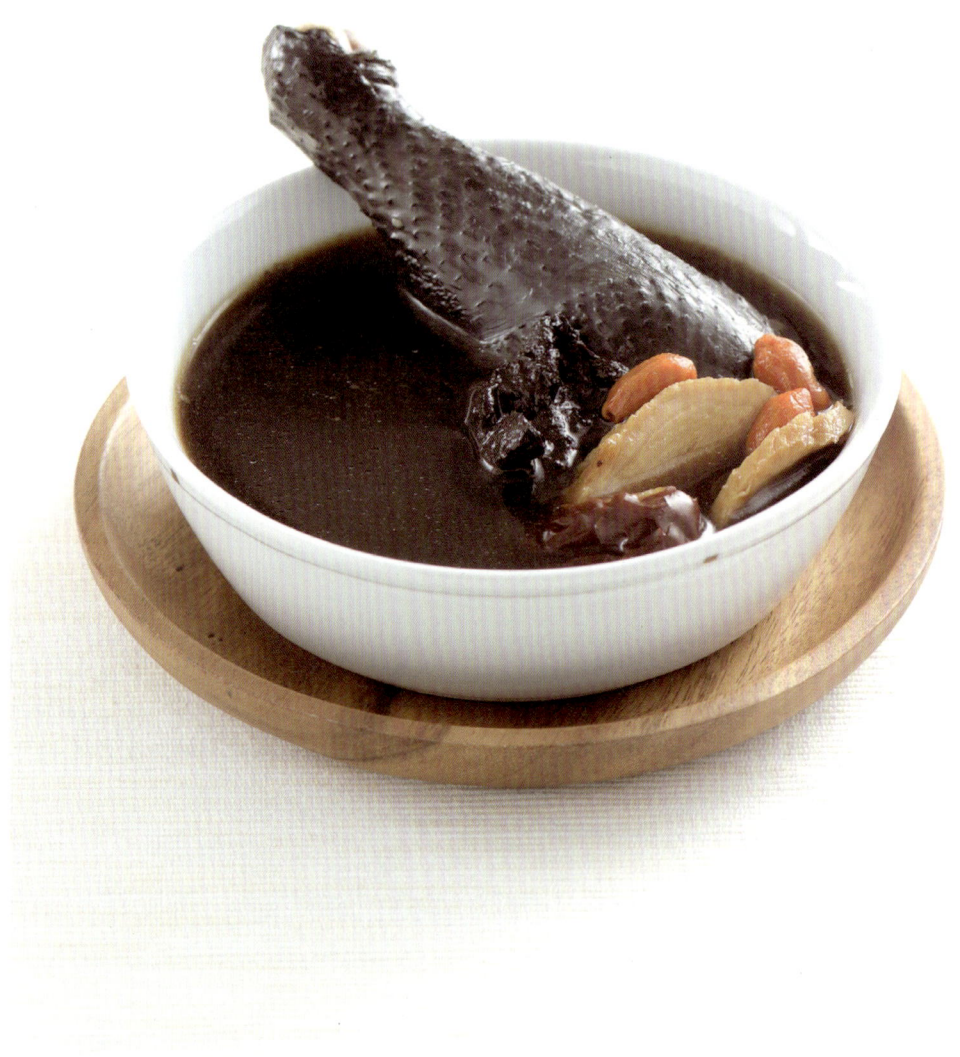

材料 党参20克、熟地黄15克、大枣4枚、枸杞子12克、乌鸡1只。

· **Ingredients**

20g tangshen, 15g prepared rehmannia root, 4 Chinese dates, 12g barbary wolfberry fruits, 1 black-boned chicken.

做法

1. 把所有材料洗净备用。乌鸡汆水。
2. 锅中加入2 500毫升水，放入全部材料，武火煮至水滚，改文火煮2小时，最后下盐调味即可。

· **Preparation methods**

1. Rinse all ingredients thoroughly. Blanch the black-boned chicken.
2. Combine ingredients with 2 500ml of water in a pot, and place over high heat until the water boils. Switch to low heat and simmer for an additional 2 hours. Add salt to taste.

功效 滋阴养血。缓解肤色暗哑、腰膝酸软、心悸气短等症状。

· **Effects**

Nourishes yin and blood. Improves skin tone, alleviates soreness in the back and knees, treats heart palpitations and shortness of breath.

注意 感冒未清者不宜服用此汤。

· **Note**

Not recommended for those still recovering from a cold.

黑豆核桃栗子牛尾汤

Black bean, walnut, chestnut and oxtail soup

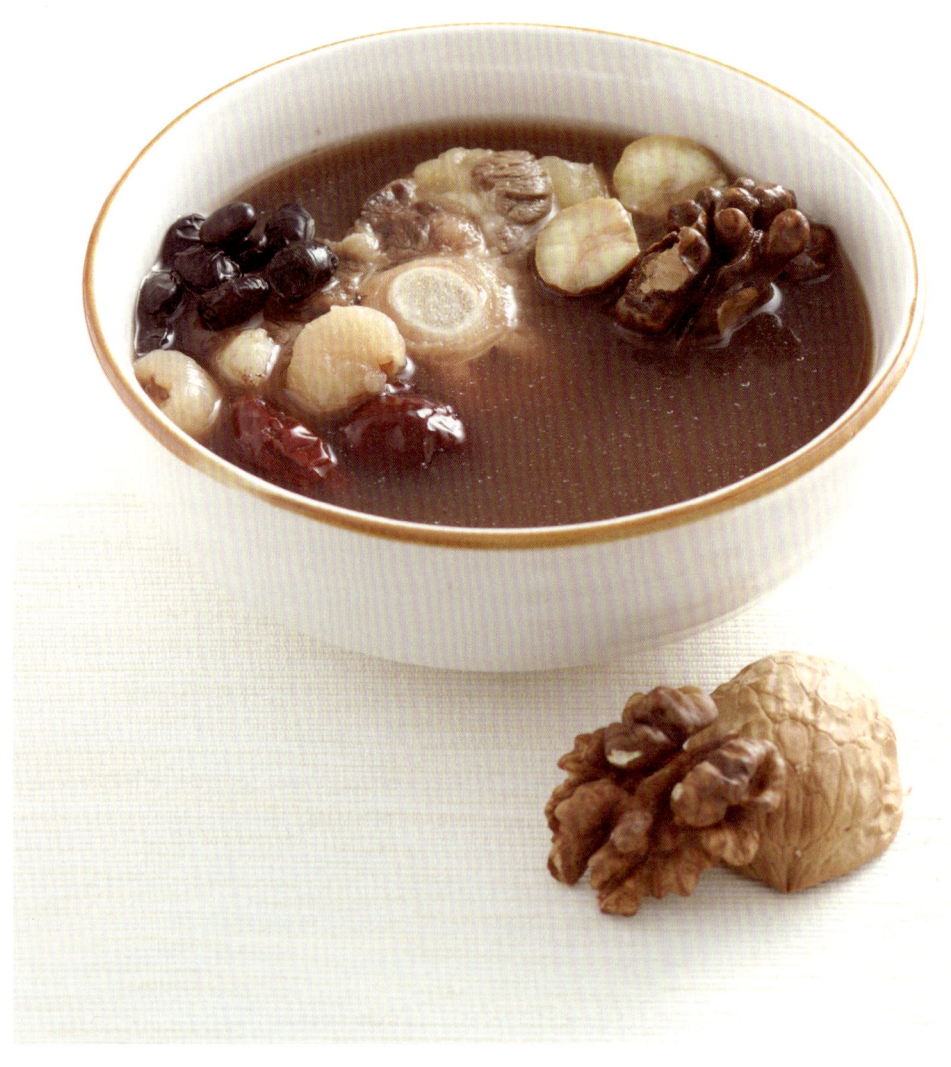

材料

黑豆30克、核桃30克、栗子80克、牛尾3~4块、龙眼肉15克、去核大枣6枚。

· **Ingredients**

30g black beans, 30g walnuts, 80g chestnuts, 3-4 pieces of oxtail, 15g dried longan pulp, 6 pitted Chinese dates.

做法

1. 把所有材料洗净备用。牛尾汆水。
2. 黑豆于白镬（无油干锅）炒至豆皮裂开。
3. 锅中加入2 500毫升水，放入全部材料，武火煮至水滚，改文火煮2小时，最后下盐调味即可。

· **Preparation methods**

1. Rinse all ingredients thoroughly. Blanch the oxtail.
2. Stir-fry the black beans without using oil until their skins crack open.
3. Combine ingredients with 2 500ml of water in a pot, and place over high heat until the water boils. Switch to low heat and simmer for an additional 2 hours. Add salt to taste.

功效

养心安神。缓解因工作繁重而导致的用脑过度、皮肤暗哑、头发早白、大便干结等症状。

· **Effects**

Nourishes the heart and calms the mind. Soothes mental fatigue from excessive work, improves skin tone, and treats premature graying of hair and constipation.

注意

感冒未清者不宜服用此汤。

· **Note**

Not recommended for those still recovering from a cold.

番茄杂菜牛尾汤（罗宋汤）

Tomato, mixed vegetable and oxtail soup (Borsch)

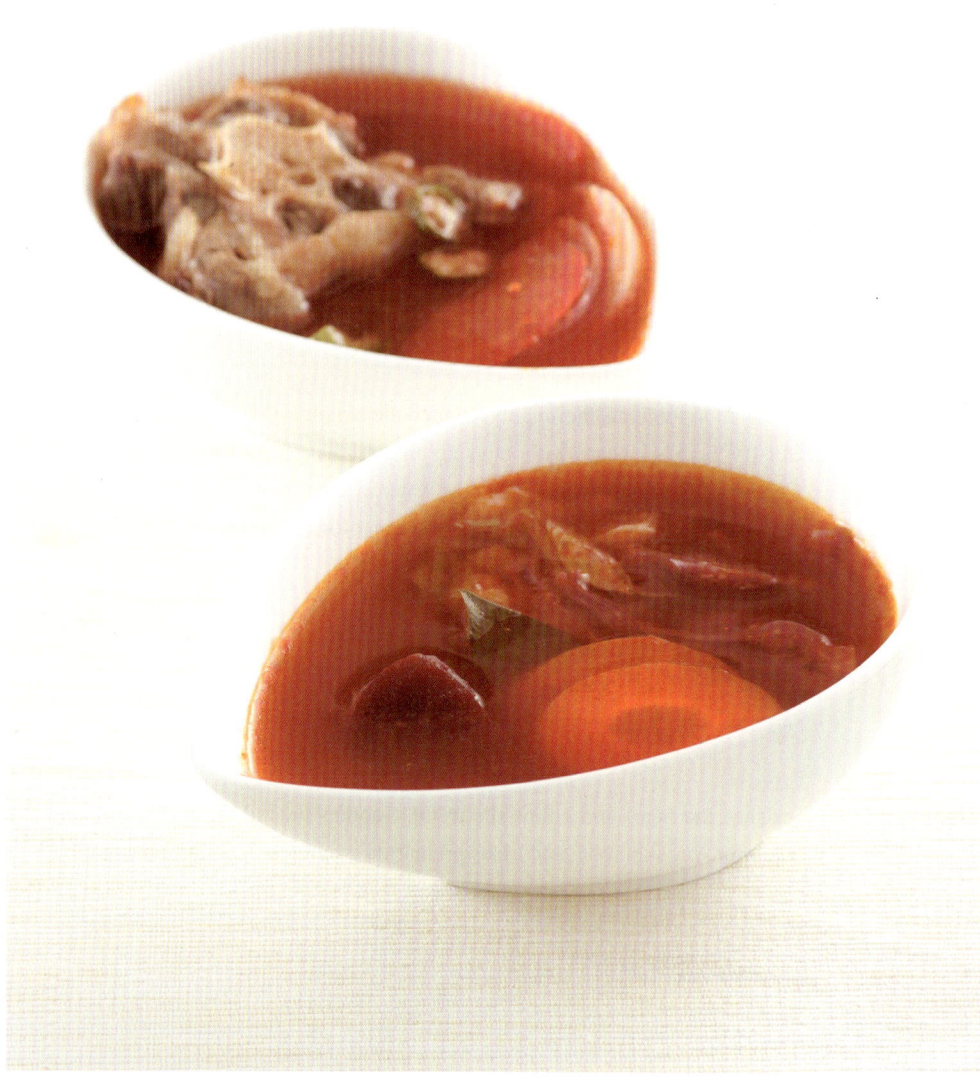

材料

番茄4个、洋葱1个、西芹1根、灯笼椒1个、红菜头1个、胡萝卜2根、紫椰菜半个、椰菜半个、月桂叶2片、番茄酱4汤匙、番茄汁适量、牛尾4块、秋葵4~6条。

· **Ingredients**

4 tomatoes, 1 onion, 1 stalk of celery, 1 bell pepper, 1 beetroot, 2 carrots, half a purple cabbage, half a cabbage, 2 bay leaves, 4 tablespoons tomato paste, an appropriate amount of tomato sauce, 4 pieces of oxtail, 4-6 okras.

做法

1. 把除番茄酱、番茄汁外的所有材料洗净备用。牛尾汆水。洋葱、红菜头、胡萝卜去皮切大块，番茄、西芹、灯笼椒、紫椰菜、椰菜切大块备用。

2. 锅中加入2 500毫升水，放入全部材料，武火煮至水滚，改文火煮1.5小时，最后下盐、番茄酱和番茄汁调味即可。

· **Preparation methods**

1. Rinse all ingredients except for the tomato paste and sauce thoroughly. Blanch the oxtail. Peel the onion, beetroot and carrots, and cut them into large pieces. Cut tomatoes, celery, bell peper, purple cabbage and cabbage into large chunks.

2. Combine ingredients with 2 500ml of water in a pot, and place over high heat until the water boils. Switch to low heat and simmer for an additional 1.5 hours. Add salt, tomato paste and tomato sauce to taste.

功效

缓解神疲乏力、气短、面色偏白等症状。

· **Effects**

Relieves fatigue and shortness of breath, and improves complexion.

📖 **小贴士 / Tips**

秋葵营养丰富，性寒，具有强肾补虚、帮助消化的功效，尤其适合胃部容易不适者。注意，容易腹泻者应少吃。

Okra is highly nutritious and is cold in nature. It helps to strengthen the kidneys, replenish deficiencies and aid digestion, and is particularly effective for those prone to stomach discomfort. However, those who are prone to diarrhea should limit their consumption of okra.

鲫鱼黑豆大枣汤

Crucian carp, black bean and Chinese date soup

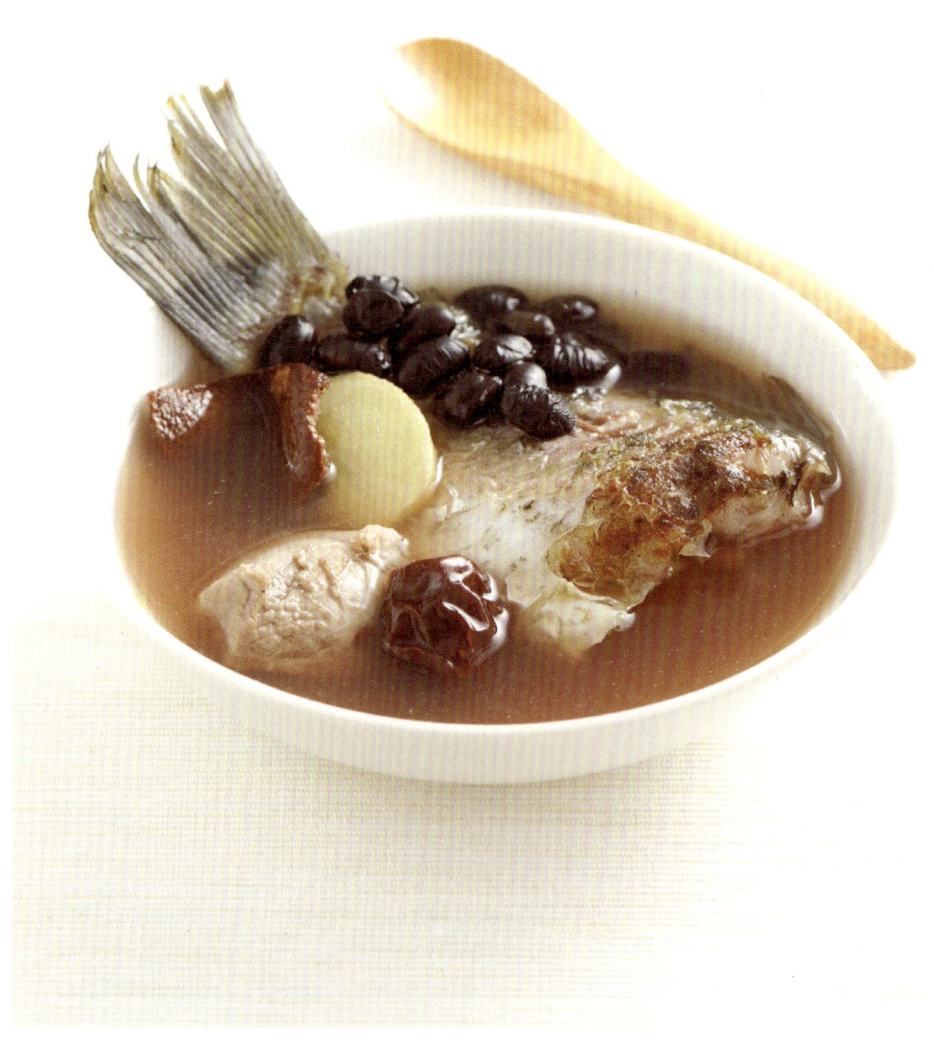

材料

鲫鱼1条、黑豆30克、去核大枣6枚、陈皮1角、猪腱300克、生姜2片、葱适量、食油适量。

· **Ingredients**

1 crucian carp, 30g black beans, 6 pitted Chinese dates, 1 dried citrus peel, 300g pork shin, 2 slices of ginger, an appropriate amount of green onions and edible oil.

做法

1. 把除食油外的所有材料洗净备用。猪腱汆水。
2. 鲫鱼洗净后以热油加姜、葱煎至两面微黄。
3. 锅中加入2 000毫升水，放入全部材料，武火煮至水滚，改文火煮1.5小时，最后下盐调味即可。

· **Preparation methods**

1. Rinse all ingredients except for the edible oil thoroughly. Blanch the pork shin.
2. Wash the crucian carp, and then pan-fry it in hot oil with ginger and green onions until both sides are slightly browned.
3. Combine ingredients with 2 000ml of water in a pot (with the fish in it), and place over high heat until the water boils. Switch to low heat and simmer for an additional 1.5 hours. Add salt to taste.

功效

补益滋润，健脾养胃。缓解头发早白、发质干燥等症状。

· **Effects**

Nourishes and replenishes the body, strengthens the spleen and nourishes the stomach. Treats symptoms including premature graying of hair or dry hair.

· 阴虚体质 ·

　　宜多选择滋阴、清热润燥的食物，如雪耳、沙参、玉竹、百合、枸杞子、麦冬、花旗参、干螺头、雪梨、石斛、燕窝、金耳、猪肉、蜂蜜等。

· Yin Deficient Constitution ·

Eat more foods that nourish the yin, clear heat and moisten dryness, such as snow fungus, glehnia root, fragrant solomonseal rhizome, lily bulb, barbary wolfberry fruit, dwarf lilyturf tuber, American ginseng, dried conch, snow pear, dendrobium, bird's nest, golden fungus, pork and honey.

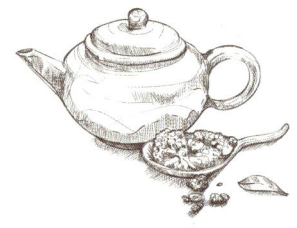

阴虚体质10大常备煲汤食材

The Top Ten Ingredients Used in Soups to Treat Yin Deficiency

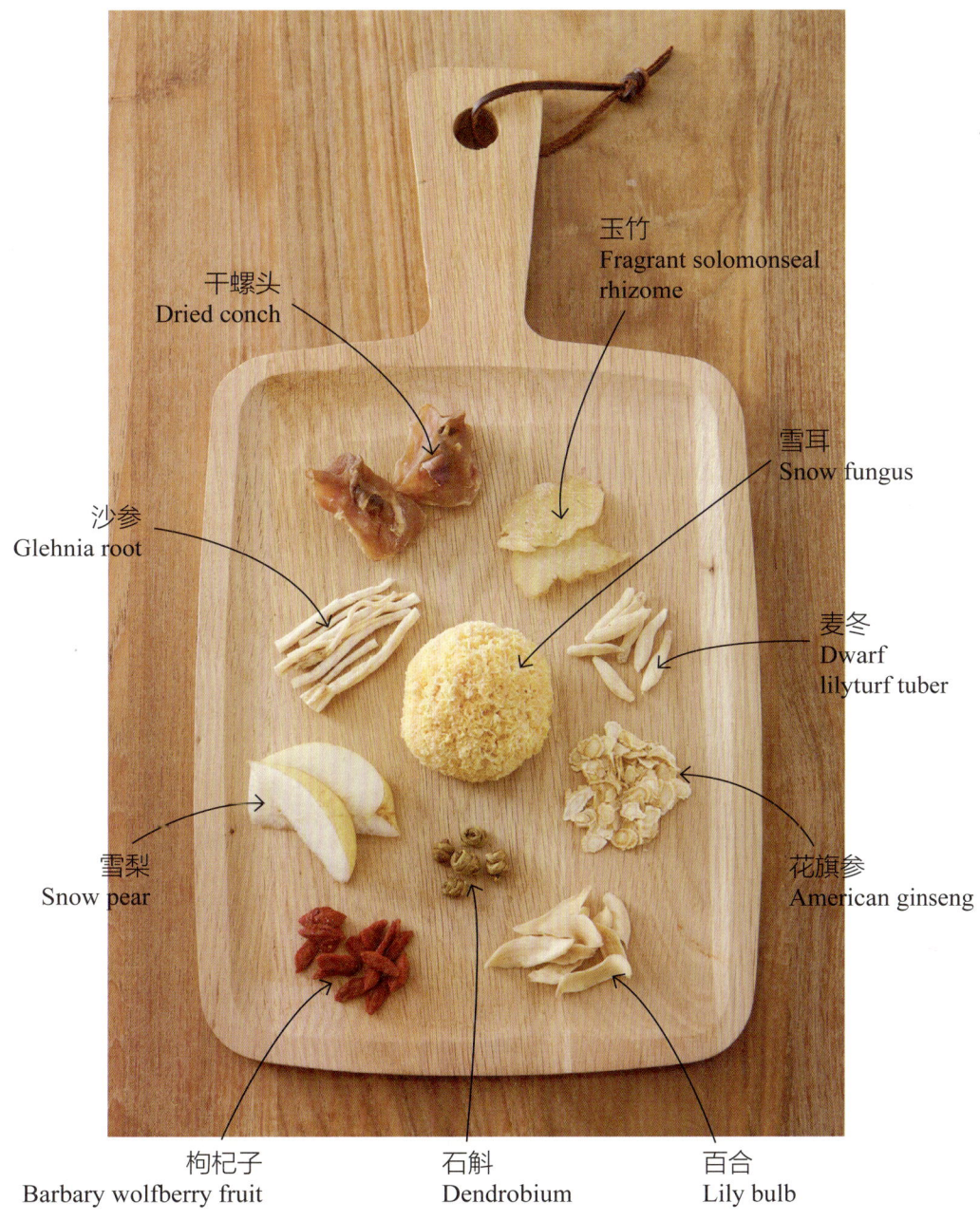

干螺头
Dried conch

玉竹
Fragrant solomonseal
rhizome

雪耳
Snow fungus

沙参
Glehnia root

麦冬
Dwarf
lilyturf tuber

雪梨
Snow pear

花旗参
American ginseng

枸杞子
Barbary wolfberry fruit

石斛
Dendrobium

百合
Lily bulb

花旗参石斛玉竹螺头汤

American ginseng, dendrobium, fragrant solomonseal rhizome and conch soup

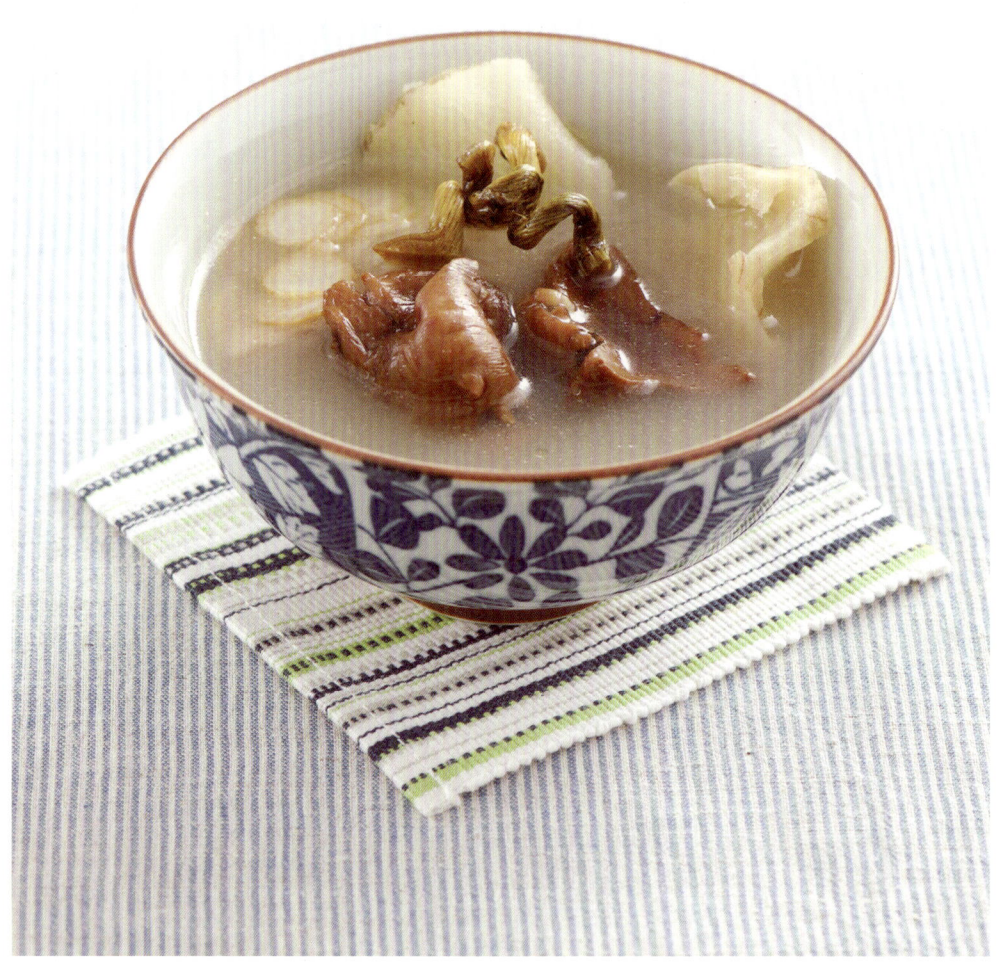

材料

花旗参12克、石斛9克、玉竹20克、干螺头2～3块、猪腱300克。

· **Ingredients**

12g American ginseng, 9g dendrobium, 20g fragrant solomonseal rhizome, 2-3 pieces of dried conch, 300g pork shin.

做法

1. 把所有材料洗净。猪腱汆水备用。干螺头泡水1小时。
2. 锅中加入2 500毫升水，放入全部材料，武火煮至水滚，改文火煮2小时，最后下盐调味即可。

· **Preparation methods**

1. Rinse all ingredients thoroughly. Blanch the pork shin. Soak the dried conch in water for 1 hour.
2. Combine ingredients with 2 500ml of water in a pot, and place over high heat until the water boils. Switch to low heat and simmer for an additional 2 hours. Add salt to taste.

功效

滋阴清热。缓解因长期晚睡而导致的目赤口干、皮肤干燥、大便干结等症状。

· **Effects**

Nourishes yin and clears heat. Relieves red or dry eyes caused by long-term late sleep, dry skin and constipation.

📷 **小贴士 / Tips**

　　干螺头与冰鲜螺头两者性微寒，都具有滋阴补肾、明目、生津、开胃助消化的功效。用作煲汤则以冰鲜螺头更能带出鲜味。

Dried conch and chilled conch are both slightly cold in nature, and are helpful for nourishing yin, invigorating the kidneys, improving eyesight, promoting fluid production, and improving appetite and digestion. The chilled conch adds a touch of refreshing sweetness to soups.

百合沙参玉竹猴头菇汤

Lily bulb, glehnia root, fragrant solomonseal rhizome and monkey head mushroom soup

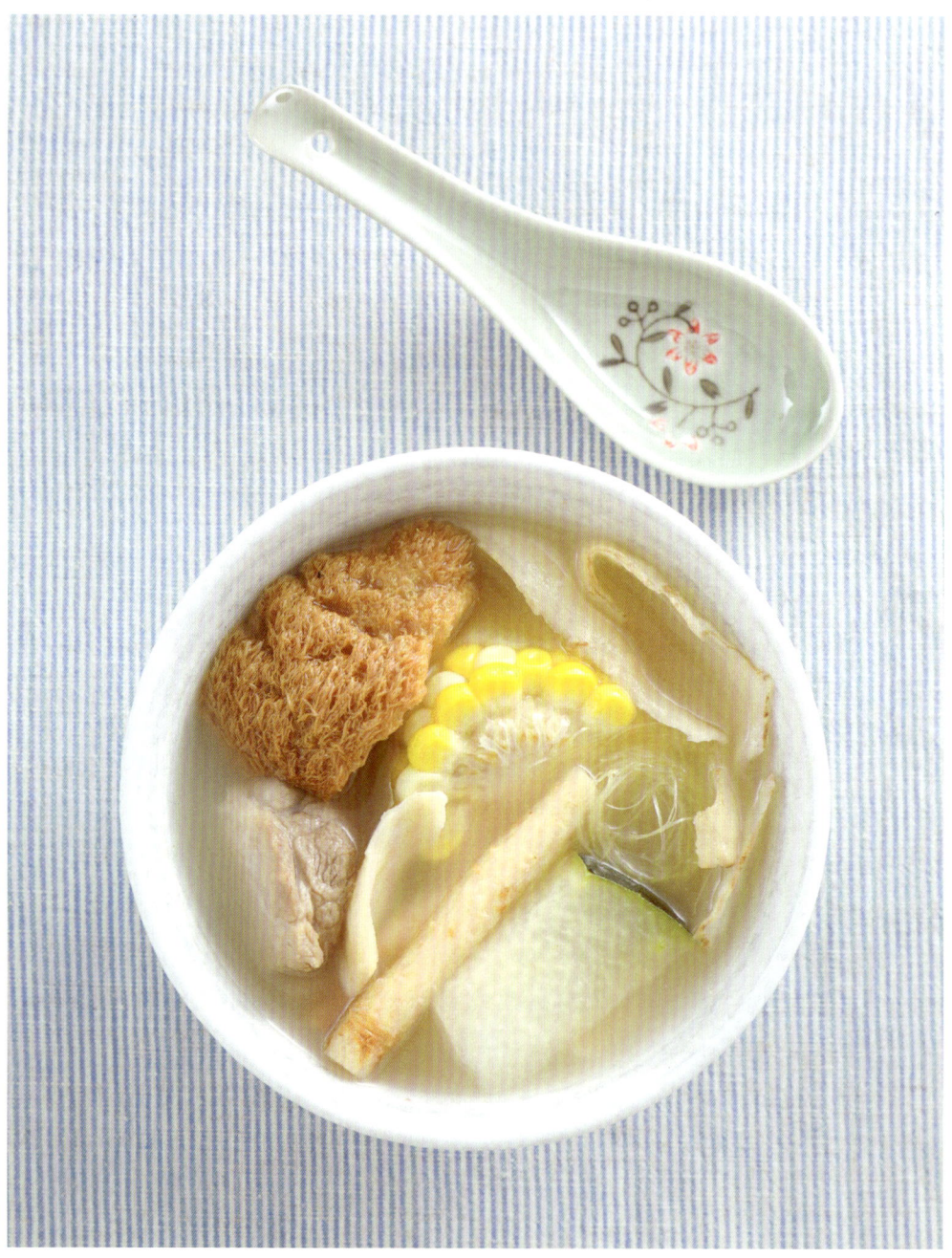

材料

百合15克、沙参15克、玉竹15克、猴头菇（干品）1个、冬瓜（连皮）500克、玉米（连须连芯）2根、猪腱300克。

· **Ingredients**

15g lily bulbs, 15g glehnia root, 15g fragrant solomonseal rhizome, 1 dried monkey head mushroom, 500g unpeeled winter melon, 2 ears of corn (including silk and pith), 300g pork shin.

做法

1. 把所有材料洗净。猴头菇泡水半日。猪腱汆水。冬瓜连皮、玉米连须连芯，切大块备用。
2. 锅中加入2 500毫升水，放入全部材料，武火煮至水滚，改文火煮1小时，最后下盐调味即可。

· **Preparation methods**

1. Rinse all ingredients thoroughly. Soak the monkey head mushroom in water for half a day. Blanch the pork shin. Cut the winter melon (with skin) and corns (with silk and pith) into large pieces.
2. Combine ingredients with 2 500ml of water in a pot, and place over high heat until the water boils. Switch to low heat and simmer for an additional 1 hour. Add salt to taste.

功效

养阴清热。改善睡眠质量，缓解胃痛、口干、大便干结等症状。

· **Effects**

Nourishes yin and clears heat. Improves sleep quality, and soothes stomachache, dry mouth and constipation.

霸王花沙参玉竹胡萝卜汤

Night-blooming cereus, glehnia root, fragrant solomonseal rhizome and carrot soup

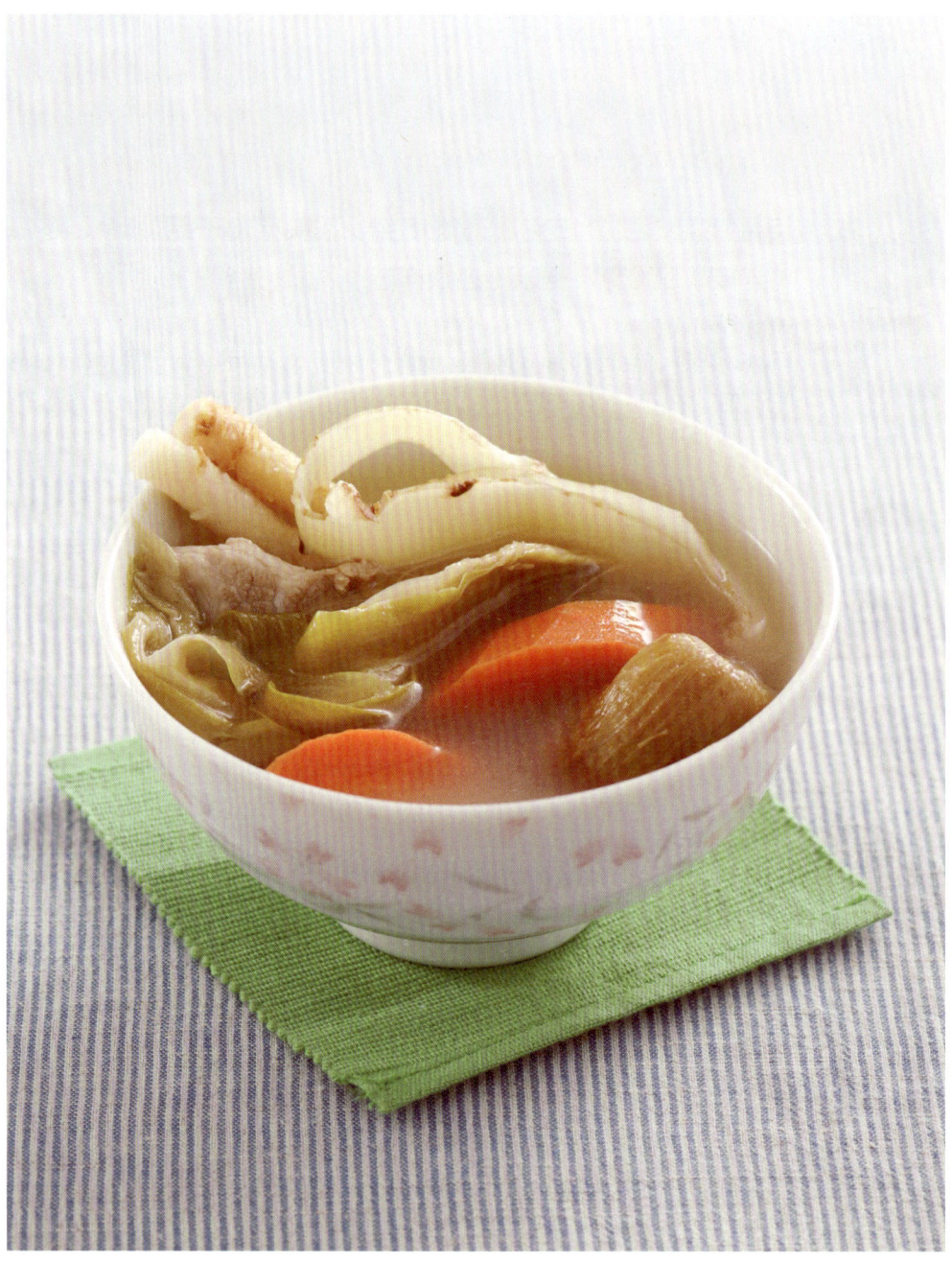

材料 新鲜霸王花2朵、沙参12克、玉竹12克、胡萝卜1根、猪腱300克、蜜枣3枚。

· **Ingredients**

2 fresh night-blooming cereuses, 12g glehnia root, 12g fragrant solomonseal rhizome, 1 carrot, 300g pork shin, 3 candied dates.

做法
1. 把所有材料洗净。猪腱汆水。胡萝卜去皮切大块备用。
2. 锅中加入2 500毫升水，放入全部材料，武火煮至水滚，改文火煮2小时，最后下盐调味即可。

· **Preparation methods**

1. Rinse all ingredients thoroughly. Blanch the pork shin. Peel the carrot and cut it into large pieces.
2. Combine ingredients with 2 500ml of water in a pot, and place over high heat until the water boils. Switch to low heat and simmer for an additional 2 hours. Add salt to taste.

功效 滋阴清热。缓解大便秘结、胃痛、口臭、眼干、口渴等症状。

· **Effects**

Nourishes yin and clears heat. Relieves constipation, soothes stomachache, treats bad breath, dry eyes and quenches thirst.

小贴士 / Tips

　　新鲜霸王花在七八月正是收成时候，过后煲汤就要用干品了。霸王花性凉，能清暑解渴润肺，是夏令时节煲汤材料。

Fresh night-blooming cereus is harvested during July and August, so the dried variety is used for soups outside of these two months. The flower is cool in nature and can make a great summertime soup as it is helpful for clearing summer-heat, quenching thirst and nourishing the lungs.

雪耳枸杞子螺头汤

Snow fungus, barbary wolfberry fruit and conch soup

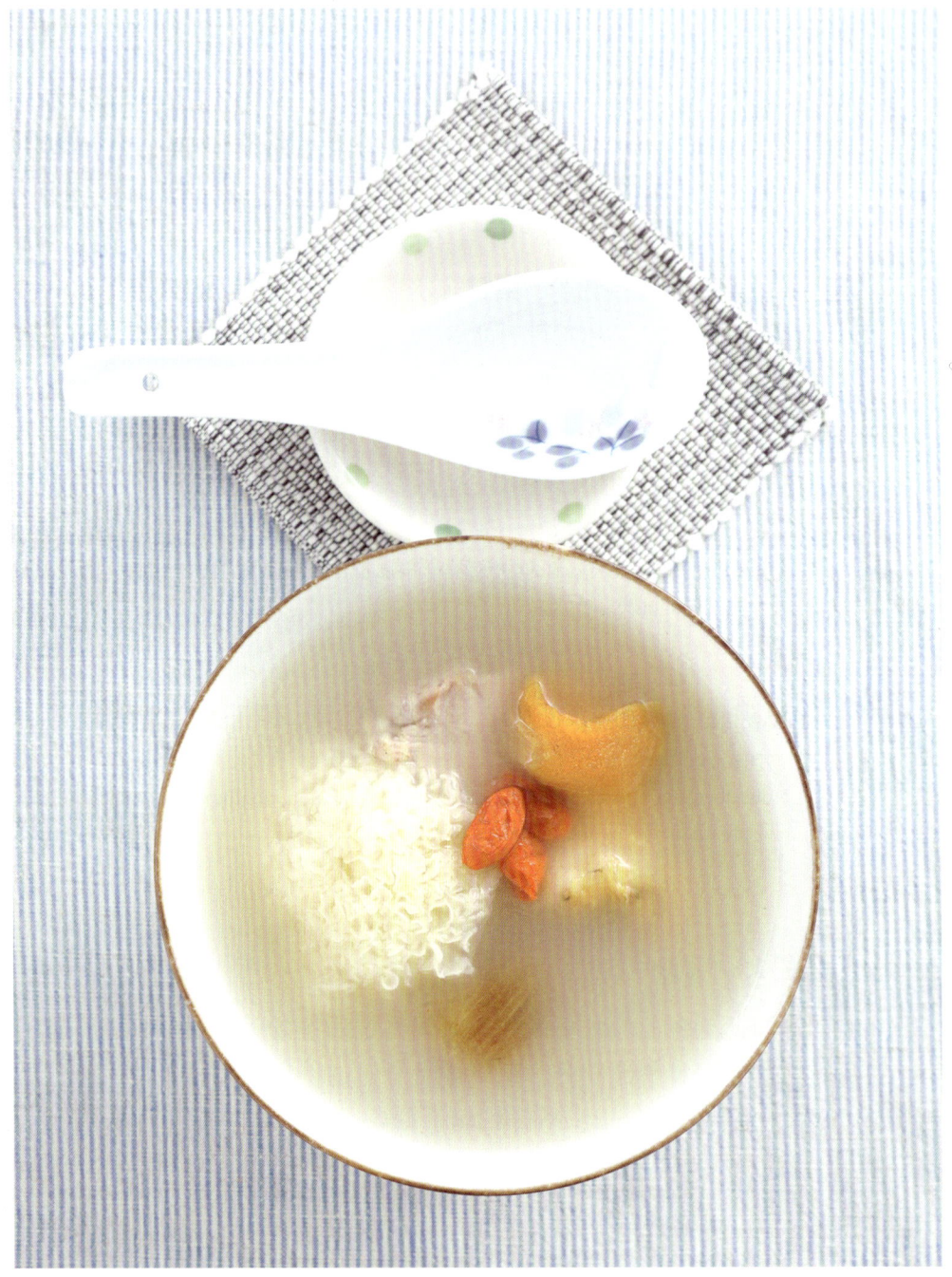

材料

雪耳半块、枸杞子12克、冰鲜螺头1块、干螺头4块、猪腱300克、蜜枣4枚。

· Ingredients

Half a piece of snow fungus, 12g barbary wolfberry fruits, 1 piece of chilled conch, 4 pieces of dried conch, 300g pork shin, 4 candied dates.

做法

1. 把所有材料洗净。猪腱、冰鲜螺头氽水备用。

2. 干螺头、雪耳泡水半日，把雪耳黑色底部剪掉备用。

3. 锅中加入2 500毫升水，放入全部材料，武火煮至水滚，改文火煮2小时，最后下盐调味即可。

· Preparation methods

1. Rinse all ingredients thoroughly. Blanch the pork shin and chilled conch.

2. Soak the dried conch and snow fungus in water for half a day. Cut away the black base of the snow fungus.

3. Combine ingredients with 2 500ml of water in a pot, and place over high heat until the water boils. Switch to low heat and simmer for an additional 2 hours. Add salt to taste.

功效

滋阴润燥。缓解皮肤干燥、口干、手足心热等症状。

· Effects

Nourishes yin and moistens dryness. Relieves dry skin, dry mouth, and feverish palms and soles.

哈密瓜沙参麦冬螺头汤

Cantaloupe, glehnia root, dwarf lilyturf tuber and conch soup

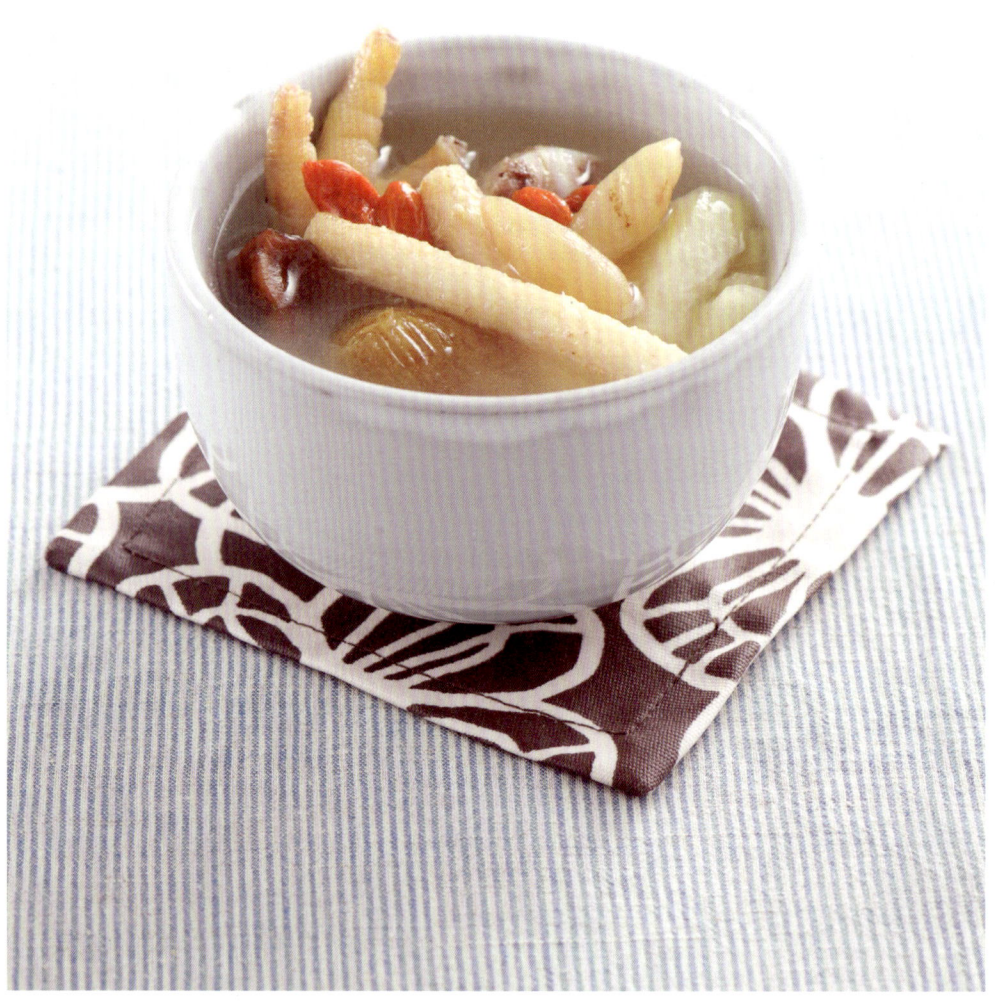

 **材料**

哈密瓜半个、沙参12克、麦冬15克、干螺头4块、鸡脚4只、猪肩胛骨3块、枸杞子15克、蜜枣2枚。

· **Ingredients**

Half a cantaloupe, 12g glehnia root, 15g dwarf lilyturf tuber, 4 pieces of dried conch, 4 chicken feet, 3 pieces of pork shoulder bones, 15g barbary wolfberry fruits, 2 candied dates.

 **做法**

1. 把所有材料洗净备用。猪肩胛骨、鸡脚氽水。哈密瓜去皮去籽切大块备用。

2. 干螺头泡水半日。

3. 锅中加入2 500毫升水，放入全部材料，武火煮至水滚，改文火煮2小时，最后下盐调味即可。

· **Preparation methods**

1. Rinse all ingredients thoroughly. Blanch the pork shoulder bones and chicken feet. Remove the skin and seeds from the cantaloupe and cut it into large chunks.

2. Soak dried conch in water for half a day.

3. Combine ingredients with 2 500ml of water in a pot, and place over high heat until the water boils. Switch to low heat and simmer for an additional 2 hours. Add salt to taste.

 **功效**

滋阴润燥。缓解因长期晚睡而导致的口干、眼干、皮肤干燥等症状。

· **Effects**

Nourishes yin and moistens dryness. Relieves dry mouth, eyes and skin caused by long-term late sleep.

 **注意**

感冒未清者不宜服用此汤。

· **Note**

Not recommended for those still recovering from a cold.

🍵 **小贴士 / Tips**

此汤能滋阴润肺，特别适合秋天饮用。

This soup is particularly suitable for autumn as it helps to nourish yin and the lungs.

花旗参石斛川贝母苹果雪梨汤

American ginseng, dendrobium, tendrilleaf fritillary bulb, apple and snow pear soup

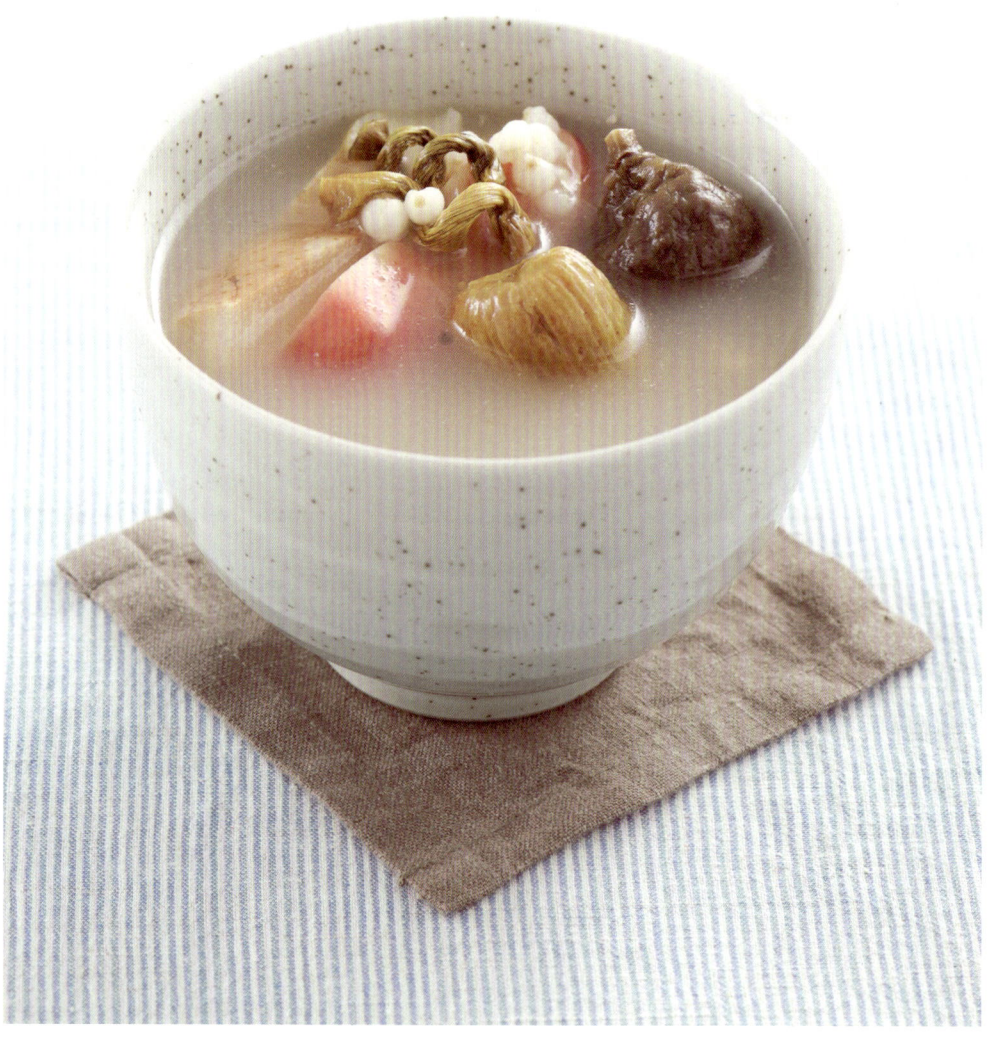

材料

花旗参12克、石斛9克、川贝母12克、苹果（连皮）2个、雪梨（连皮）2个、无花果干4枚、百合15克、猪腱300克、蜜枣2枚。

· **Ingredients**

12g American ginseng, 9g dendrobium, 12g tendrilleaf fritillary bulbs, 2 unpeeled apples, 2 unpeeled snow pears, 4 dried figs, 15g lily bulbs, 300g pork shin, 2 candied dates.

做法

1. 把所有材料洗净。猪腱氽水。苹果、雪梨连皮去心切大块备用。
2. 锅中加入2 500毫升水，放入全部材料，武火煮至水滚，改文火煮2小时，最后下盐调味即可。

· **Preparation methods**

1. Rinse all ingredients thoroughly. Blanch the pork shin. Core the apples (with skin) and snow pears (with skin), and cut both into large chunks.
2. Combine ingredients with 2 500ml of water in a pot, and place over high heat until the water boils. Switch to low heat and simmer for an additional 2 hours. Add salt to taste.

功效

滋阴润肺，利咽。缓解感冒后咳嗽及因睡眠不足而导致的口干、眼干、皮肤干燥等症状。

· **Effects**

Nourishes yin and lungs, and relieves sore throat. Alleviates cough following a cold, and soothes dry mouth, eyes and skin caused by lack of sleep.

虫草花沙参麦冬莲藕汤

Cordyceps flower, glehnia root, dwarf lilyturf tuber and lotus root soup

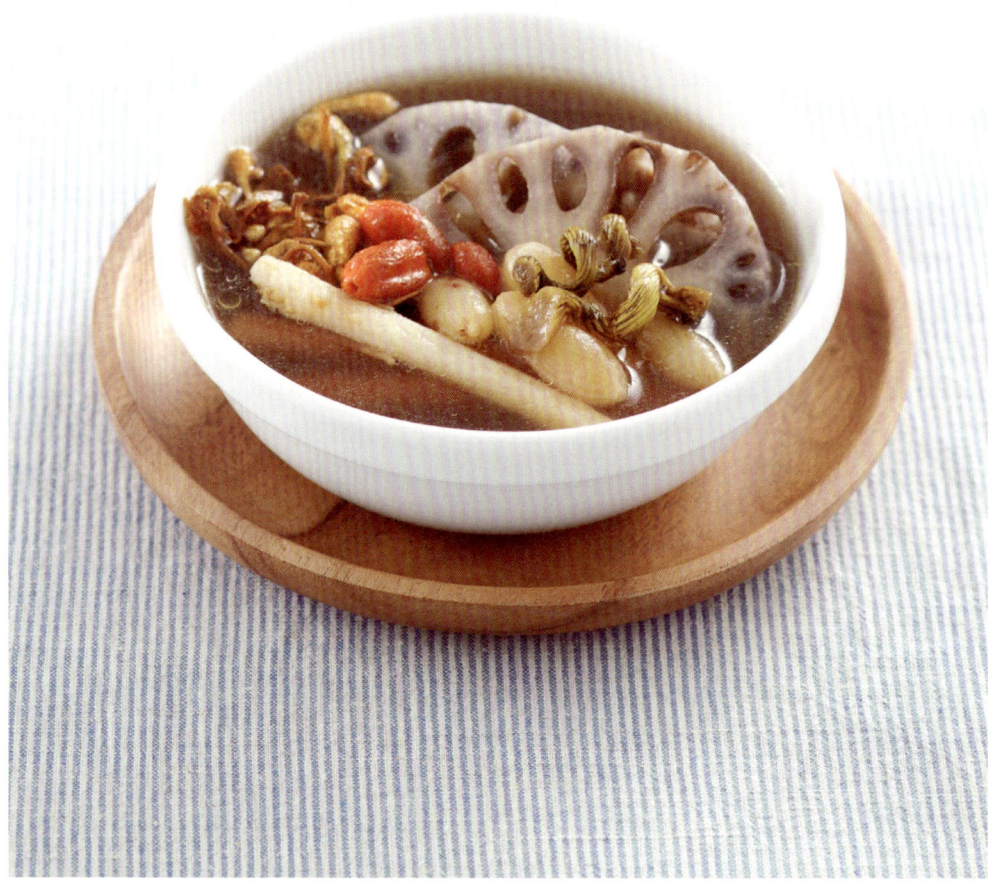

材料

虫草花30克、沙参12克、麦冬15克、莲藕1根、石斛9克、枸杞子15克、猪腱300克。

· **Ingredients**

30g cordyceps flowers, 12g glehnia root, 15g dwarf lilyturf tuber, 1 lotus root, 9g dendrobium, 15g barbary wolfberry fruits, 300g pork shin.

做法

1. 把所有材料洗净。猪腱汆水。莲藕去皮切片备用。
2. 锅中加入2 500毫升水，放入全部材料，武火煮至水滚，改文火煮2小时，最后下盐调味即可。

· **Preparation methods**

1. Rinse all ingredients thoroughly. Blanch the pork shin. Peel and slice the lotus root.
2. Combine ingredients with 2 500ml of water in a pot, and place over high heat until the water boils. Switch to low heat and simmer for an additional 2 hours. Add salt to taste.

功效

滋阴清热。缓解皮肤暗哑干燥、口干、眼睛干涩等症状。

· **Effects**

Nourishes yin and clears heat. Improves skin tone and relieves dry skin, mouth and eyes.

注意

感冒未清者不宜服用此汤。

· **Note**

Not recommended for those still recovering from a cold.

冬瓜花旗参蜜枣汤

Winter melon, American ginseng and candied date soup

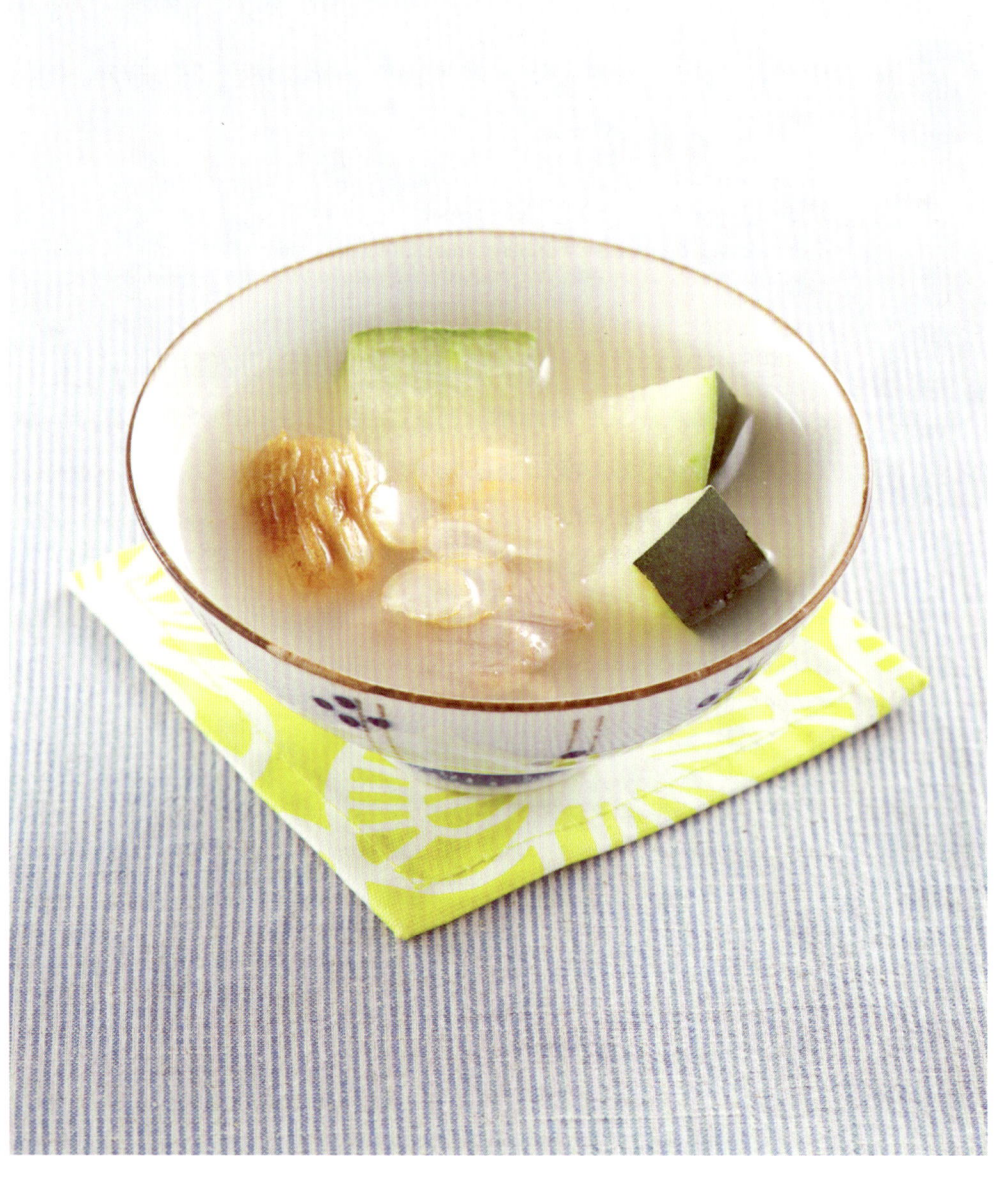

材料
冬瓜（连皮）500克、花旗参30克、蜜枣4枚、猪腱300克。

· **Ingredients**

500g unpeeled winter melon, 30g American ginseng, 4 candied dates, 300g pork shin.

做法

1. 把所有材料洗净。猪腱汆水。冬瓜连皮切大块备用。
2. 锅中加入2 000毫升水，放入全部材料，武火煮至水滚，改文火煮1小时，最后下盐调味即可。

· **Preparation methods**

1. Rinse all ingredients thoroughly. Blanch the pork shin. Cut the winter melon (with skin) into large chunks.
2. Combine ingredients with 2 000ml of water in a pot, and place over high heat until the water boils. Switch to low heat and simmer for an additional 1 hour. Add salt to taste.

功效
滋阴清热。缓解身体暑湿困重及熬夜后眼干、口臭、皮肤痤疮等症状。

· **Effects**

Nourishes yin and clears heat. Relieves heaviness in the body caused by summer-heat-dampness, and treats dry eyes, bad breath, and acne caused by staying up late.

· 阳虚体质 ·

宜多选择温阳散寒的食物，如黄芪、党参、虫草花、黑豆、生姜、龙眼肉、栗子、南瓜、核桃、白胡椒、韭菜、猪肚、羊肉、鸡、虾等。

· Yang Deficient Constitution ·

Eat more foods that warm yang and dispel cold, such as milkvetch root, tangshen, cordyceps flower, black bean, ginger, dried longan pulp, chestnut, pumpkin, walnut, white pepper, Chinese chive, pork tripe, lamb, chicken and shrimp.

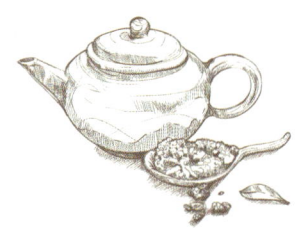

阳虚体质10大常备煲汤食材

The Top Ten Ingredients Used in Soups to Treat Yang Deficiency

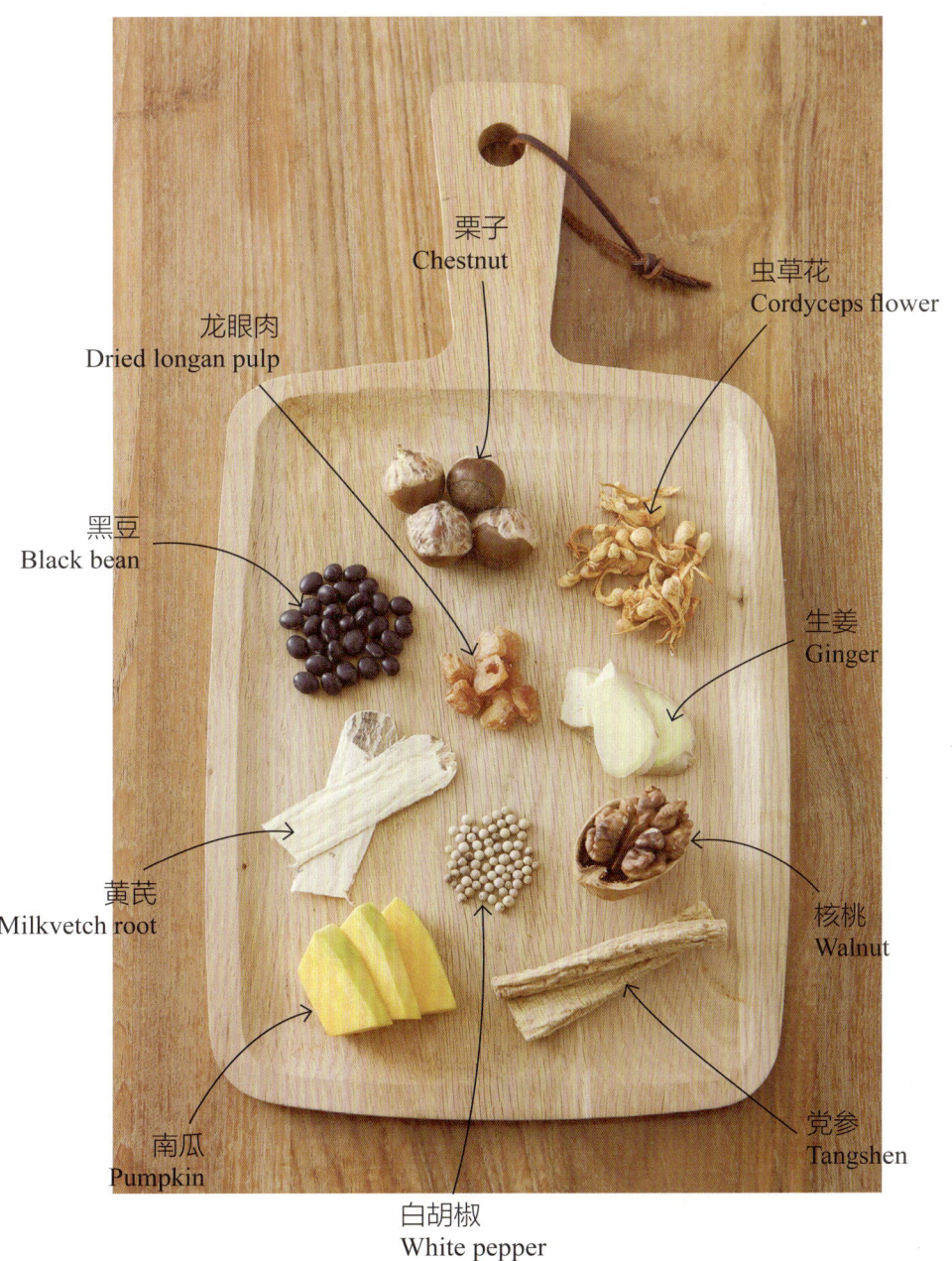

栗子
Chestnut

虫草花
Cordyceps flower

龙眼肉
Dried longan pulp

黑豆
Black bean

生姜
Ginger

黄芪
Milkvetch root

核桃
Walnut

南瓜
Pumpkin

党参
Tangshen

白胡椒
White pepper

黑白胡椒猪肚咸菜汤

Black and white pepper, pork tripe and salted vegetable soup

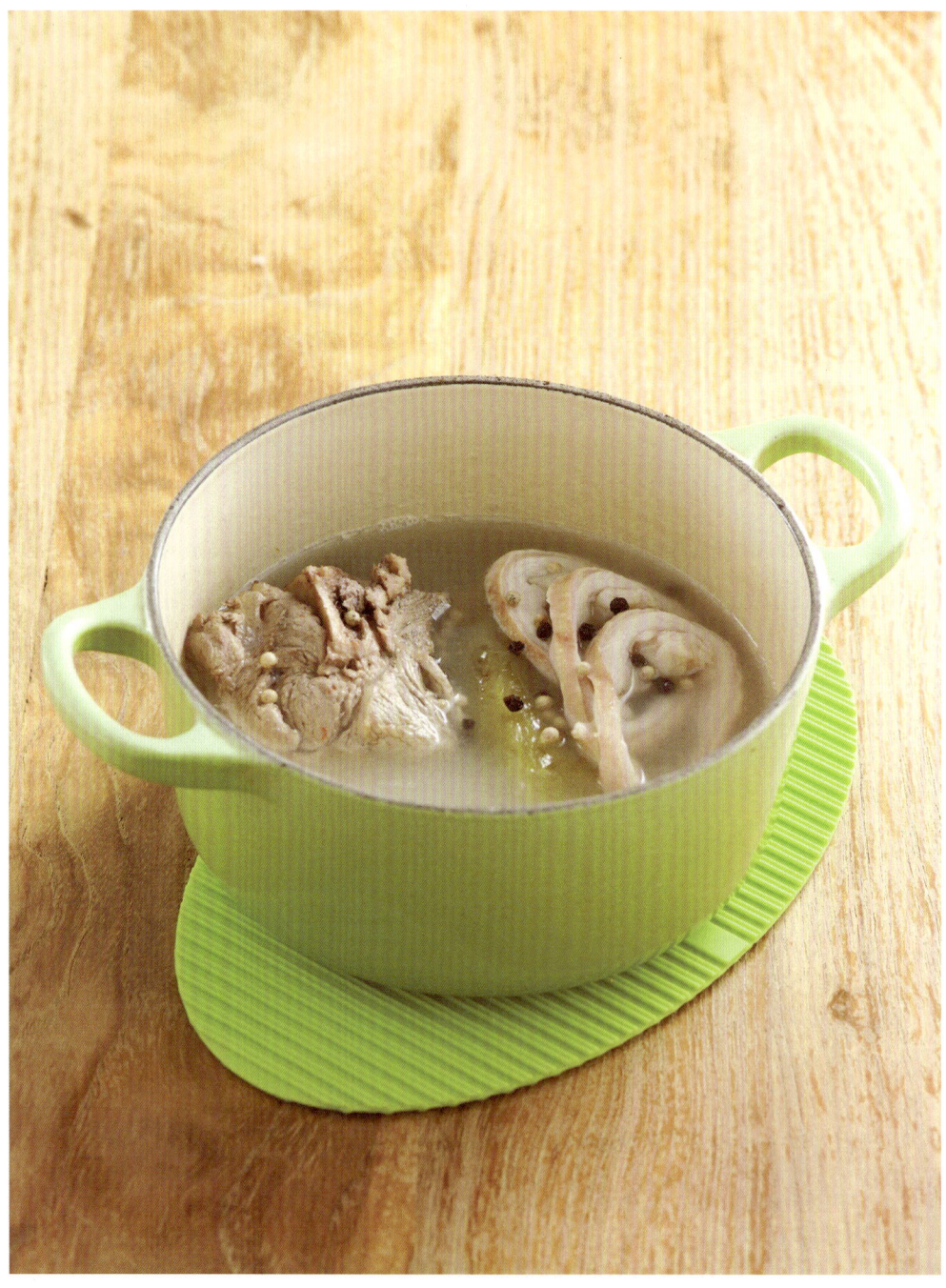

材料

黑胡椒3汤匙、白胡椒1汤匙、猪肚1个、咸菜300克、猪肩胛骨3～5块、生粉适量、食油适量。

· **Ingredients**

3 tablespoons black pepper, 1 tablespoon white pepper, 1 pork tripe, 300g salted vegetables, 3-5 pieces of pork shoulder bones, an appropriate amount of cornstarch and edible oil.

做法

1. 把黑、白胡椒洗净，全放进茶包袋里，备用。
2. 将猪肚内外两面翻转并用生粉、油刷洗，再用水冲洗。将洗好的猪肚放入锅中快炒至微微焦黄备用。猪肩胛骨汆水备用。
3. 咸菜用水泡2小时减去咸味，再冲洗干净备用。
4. 锅中加入2 500毫升水，放入全部材料，武火煮至水滚，改文火煮2小时，最后下盐调味即可。

· **Preparation methods**

1. Rinse the black and white pepper and place them into a tea bag.
2. Rub both the interior and exterior parts of the pork tripe with cornstarch and oil, and then rinse with water. Briefly stir-fry the tripe until it is slightly browned. Blanch the pork shoulder bones.
3. Soak salted vegetables in water for 2 hours to reduce saltiness, then rinse thoroughly.
4. Combine ingredients with 2 500ml of water in a pot, and place over high heat until the water boils. Switch to low heat and simmer for an additional 2 hours. Add salt to taste.

功效

暖胃。缓解胃部冷痛、呕吐、大肠虚寒、完谷不化（大便里看到食物残渣）、手脚冰冷等症状。

· **Effects**

Warms the stomach. Soothes stomach chills and aches, relieves nausea, and treats asthenia cold of the large intestines, incomplete digestion, and cold hands and feet.

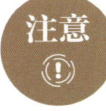

注意

阴虚有火者忌服。

· **Note**

Not recommended for those with yin deficiency or excessive internal heat.

虫草花百合苹果汤

Cordyceps flower, lily bulb and apple soup

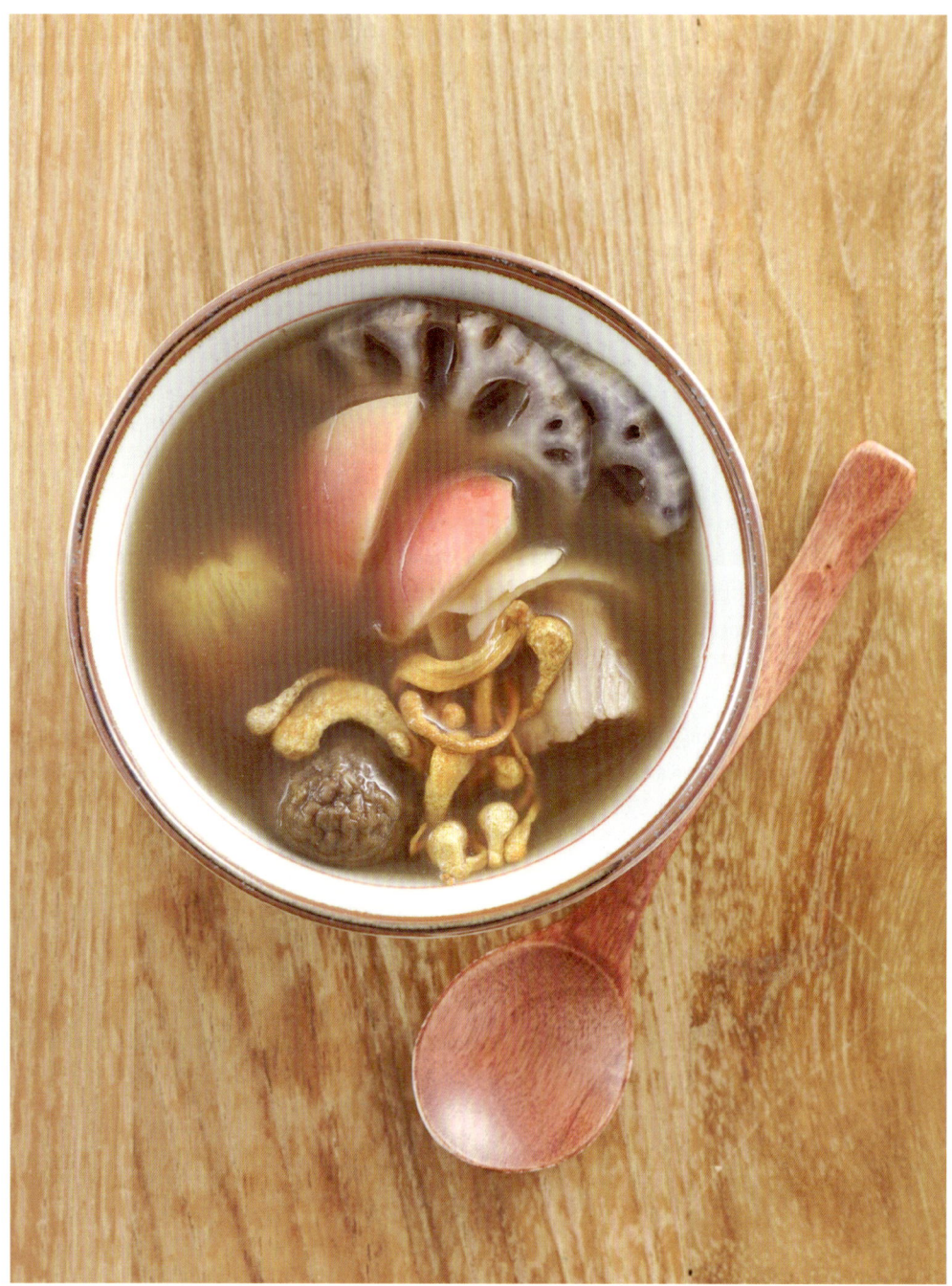

材料

虫草花30克、百合20克、苹果（连皮）2个、无花果干4枚、莲藕1根、猪腱 300克、蜜枣2枚。

· Ingredients

30g cordyceps flowers, 20g lily bulbs, 2 unpeeled apples, 4 dried figs, 1 lotus root, 300g pork shin, 2 candied dates.

做法

1. 把所有材料洗净备用。猪腱汆水。苹果连皮去心切大块，莲藕去皮切片备用。

2. 锅中加入2 500毫升水，放入全部材料，武火煮至水滚，改文火煮2小时，最后下盐调味即可。

· Preparation methods

1. Rinse all ingredients thoroughly. Blanch the pork shin. Core the apples (with skin) and cut them into large chunks. Peel and slice the lotus root.

2. Combine ingredients with 2 500ml of water in a pot, and place over high heat until the water boils. Switch to low heat and simmer for an additional 2 hours. Add salt to taste.

功效

增强体质。缓解精神压力大、眼干、干咳等症状。

· Effects

Strengthens body constitution. Relieves mental stress, dry eyes and dry cough.

白背木耳黑豆灵芝鸡汤

White-back fungus, black bean, glossy ganoderma and chicken soup

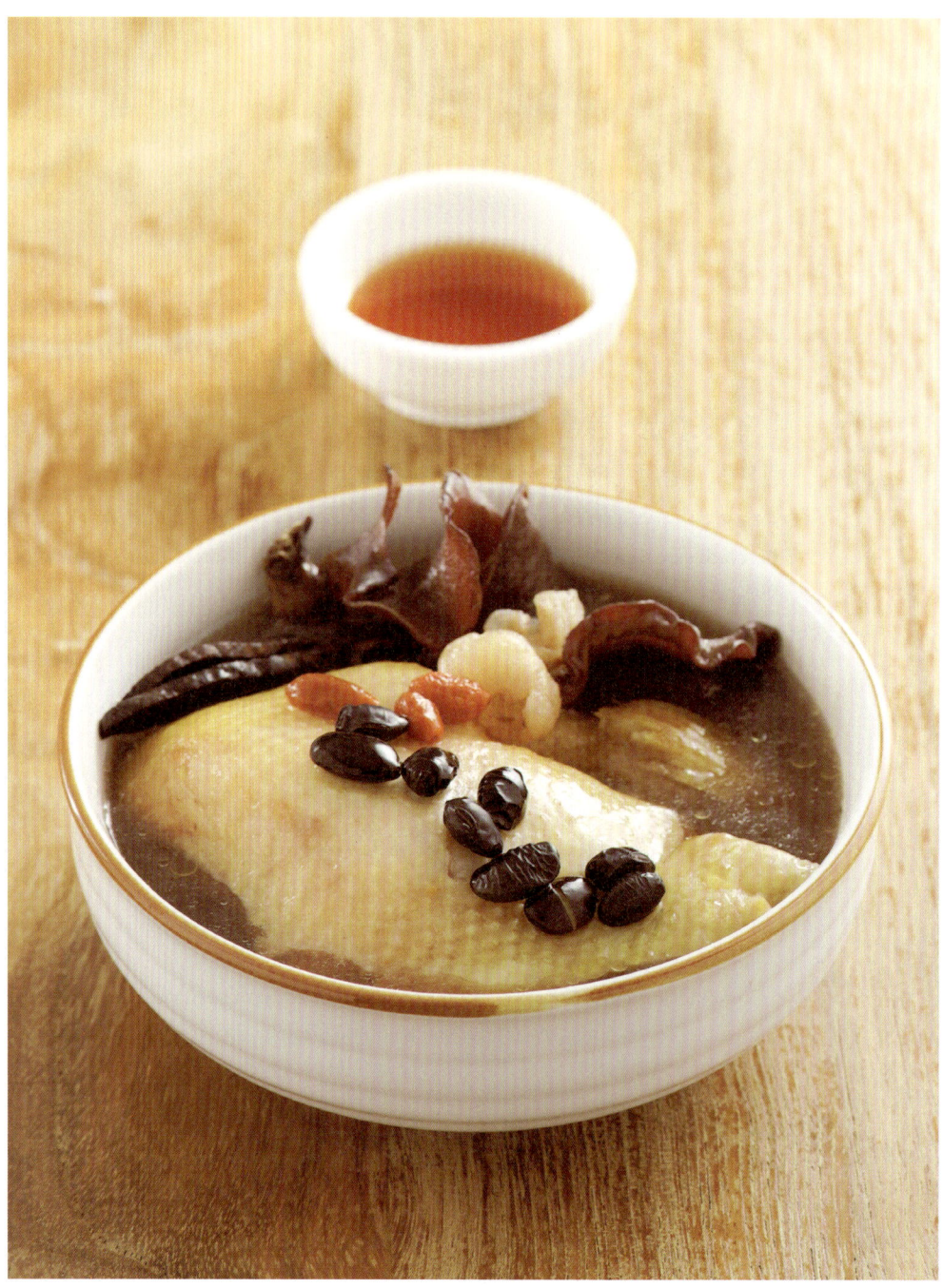

材料 白背木耳30克、黑豆30克、灵芝30克、枸杞子15克、龙眼肉15克、蜜枣4枚、鸡1只。

· **Ingredients**

30g white-back fungus, 30g black beans, 30g glossy ganoderma, 15g barbary wolfberry fruits, 15g dried longan pulp, 4 candied dates, 1 chicken.

做法

1. 把所有材料洗净备用。鸡汆水。
2. 白背木耳泡水40分钟，切小块备用。
3. 锅中加入2 500毫升水，放入全部材料，武火煮至水滚，改文火煮2小时，最后下盐调味即可。

· **Preparation methods**

1. Rinse all ingredients thoroughly. Blanch the chicken.
2. Soak the white-back fungus in water for 40 minutes and then cut it into small pieces.
3. Combine ingredients with 2 500ml of water in a pot, and place over high heat until the water boils. Switch to low heat and simmer for an additional 2 hours. Add salt to taste.

功效 扶正固本，补肝肾。缓解嗜睡、容易神疲乏力等症状。

· **Effects**

Strengthens body's resistance and constitution, reinforces liver and invigorates kidneys. Relieves fatigue and drowsiness.

注意 感冒未清者不宜服用此汤。

· **Note**

Not recommended for those still recovering from a cold.

📸 **小贴士 / Tips**

　　黑豆及木耳同属黑色食物，黑色在五行归属肾，这些黑色食物都能养血补肾，改善虚弱体质。

Black beans and black fungus are both black-colored foods. Black is associated with the kidneys in the five elements theory. Therefore, these black foods work to nourish the blood, invigorate the kidneys and replenish deficiencies.

灵芝南瓜山药大枣鸡汤

Glossy ganoderma, pumpkin, wild yam, Chinese date and chicken soup

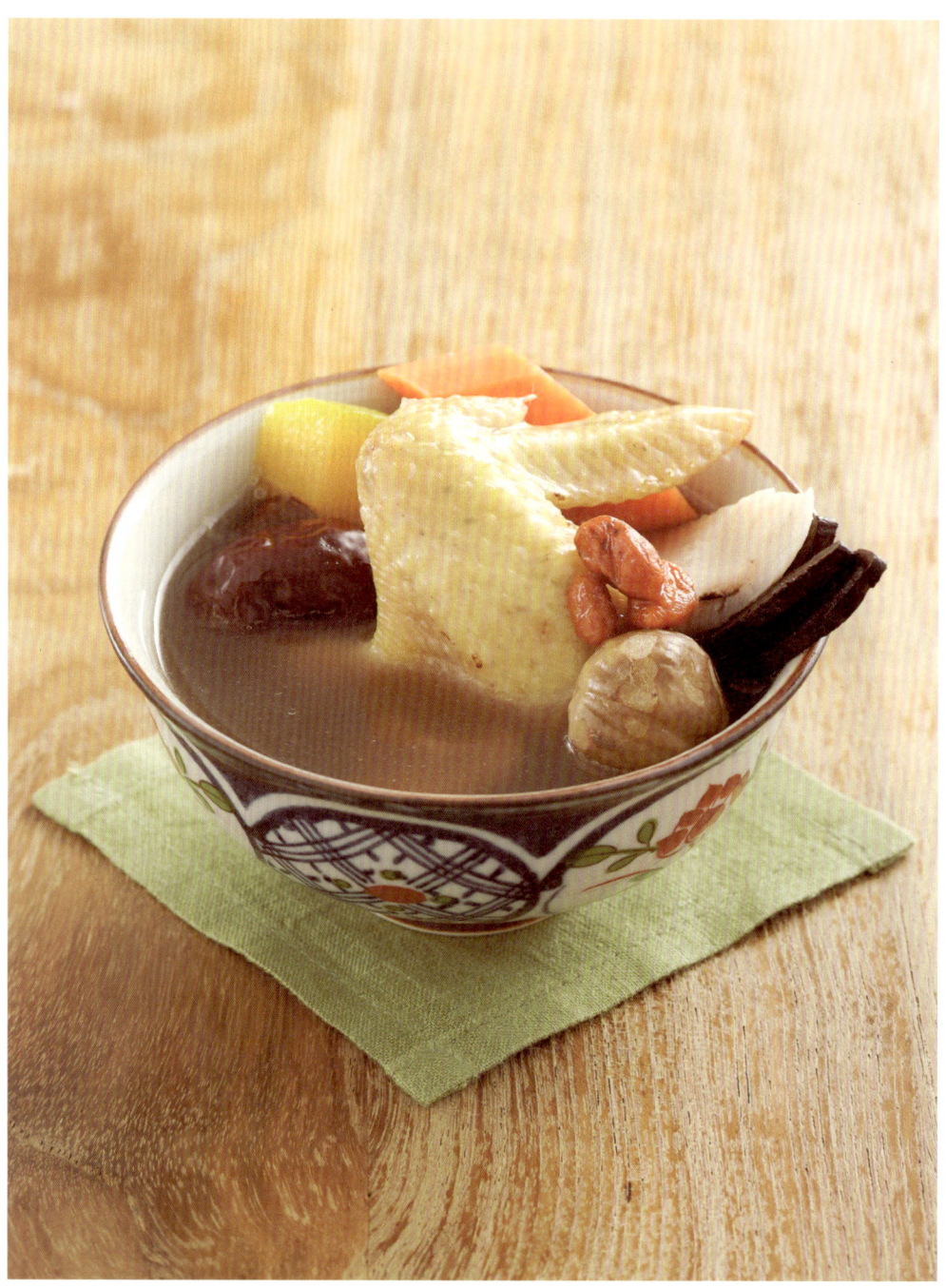

材料

灵芝15克、小南瓜1个、山药（干品）15克、胡萝卜2根、大枣10枚、枸杞子30克、栗子80克、鸡1只。

· **Ingredients**

15g glossy ganoderma, 1 mini pumpkin, 15g dried wild yam, 2 carrots, 10 Chinese dates, 30g barbary wolfberry fruits, 80g chestnuts, 1 chicken.

做法

1. 把所有材料洗净备用。鸡汆水。
2. 胡萝卜去皮切大块，小南瓜去皮去籽切大块，栗子去衣取肉洗净备用。
3. 锅中加入2 500毫升水，放入全部材料，武火煮至水滚，改文火煮2小时，最后下盐调味即可。

· **Preparation methods**

1. Rinse all ingredients thoroughly. Blanch the chicken.
2. Peel the carrots, remove the skin and seeds from the mini pumpkin, and cut both into large chunks. Shell chestnuts and rinse them.
3. Combine ingredients with 2 500ml of water in a pot, and place over high heat until the water boils. Switch to low heat and simmer for an additional 2 hours. Add salt to taste.

功效

扶正固本，补肝肾。缓解容易疲倦、多汗、面色偏白等症状。

· **Effects**

Strengthens body's resistance and constitution, reinforces the liver and invigorates the kidneys. Relieves fatigue and excessive sweating, and improves pale complexion.

注意

感冒未清者不宜服用此汤。

· **Note**

Not recommended for those still recovering from a cold.

舞茸菇何首乌党参黑豆汤

Maitake mushroom, prepared fleeceflower root, tangshen and black bean soup

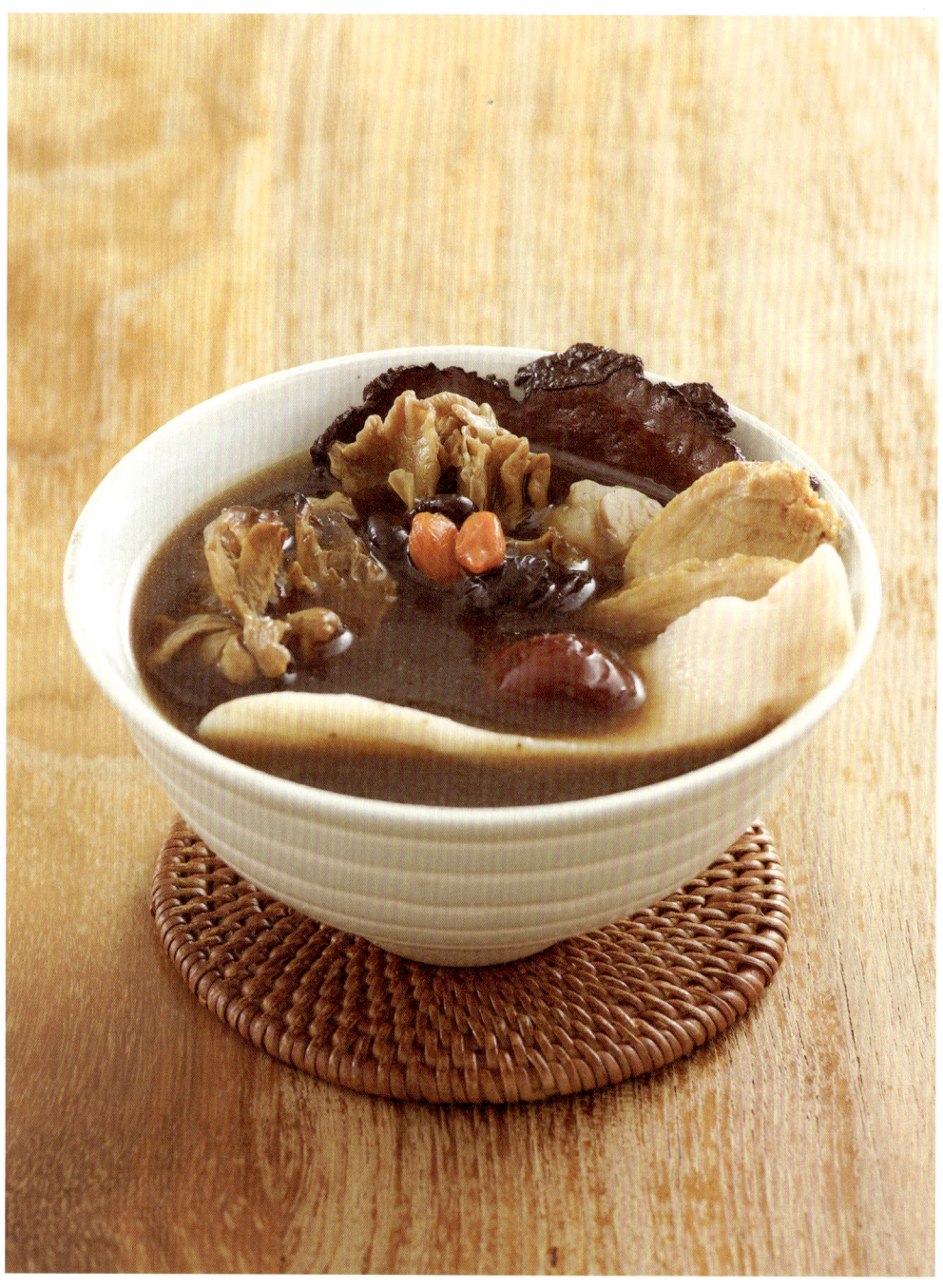

 **材料**

舞茸菇2朵、制何首乌15克、党参15克、山药（干品）20克、大枣10枚、枸杞子30克、黑豆30克、生姜2片、猪腱300克。

· **Ingredients**

2 maitake mushrooms, 15g prepared fleeceflower root, 15g tangshen, 20g dried wild yam, 10 Chinese dates, 30g barbary wolfberry fruits, 30g black beans, 2 slices of ginger, 300g pork shin.

 **做法**

1. 把所有材料洗净备用。猪腱汆水。
2. 舞茸菇洗净后泡水30分钟备用。
3. 锅中加入2 500毫升水，放入全部材料，武火煮至水滚，改文火煮2小时，最后下盐调味即可。

· **Preparation methods**

1. Rinse all ingredients thoroughly. Blanch the pork shin.
2. Soak the maitake mushrooms in water for 30 minutes.
3. Combine ingredients with 2 500ml of water in a pot, and place over high heat until the water boils. Switch to low heat and simmer for an additional 2 hours. Add salt to taste.

 **功效**

益气补肾乌发。缓解神疲乏力、手脚冰冷、头发早白、脱发等症状。

· **Effects**

Replenishes qi, invigorates the kidneys and darkens hair color. Relieves fatigue, and treats cold hands and feet, premature graying of hair and hair loss.

小贴士 / Tips

党参性平，能生津、健脾胃，补气也能补血。适合痰湿、气虚、血虚、阳虚体质者服用。

Tangshen is mild in nature. It helps to promote fluid production, strengthen the spleen and stomach, and replenish qi and blood. It is recommended for those with phlegm and dampness, qi deficient, blood deficient and yang deficient constitution.

杜仲党参黑豆栗子汤

Eucommia bark, tangshen, black bean and chestnut soup

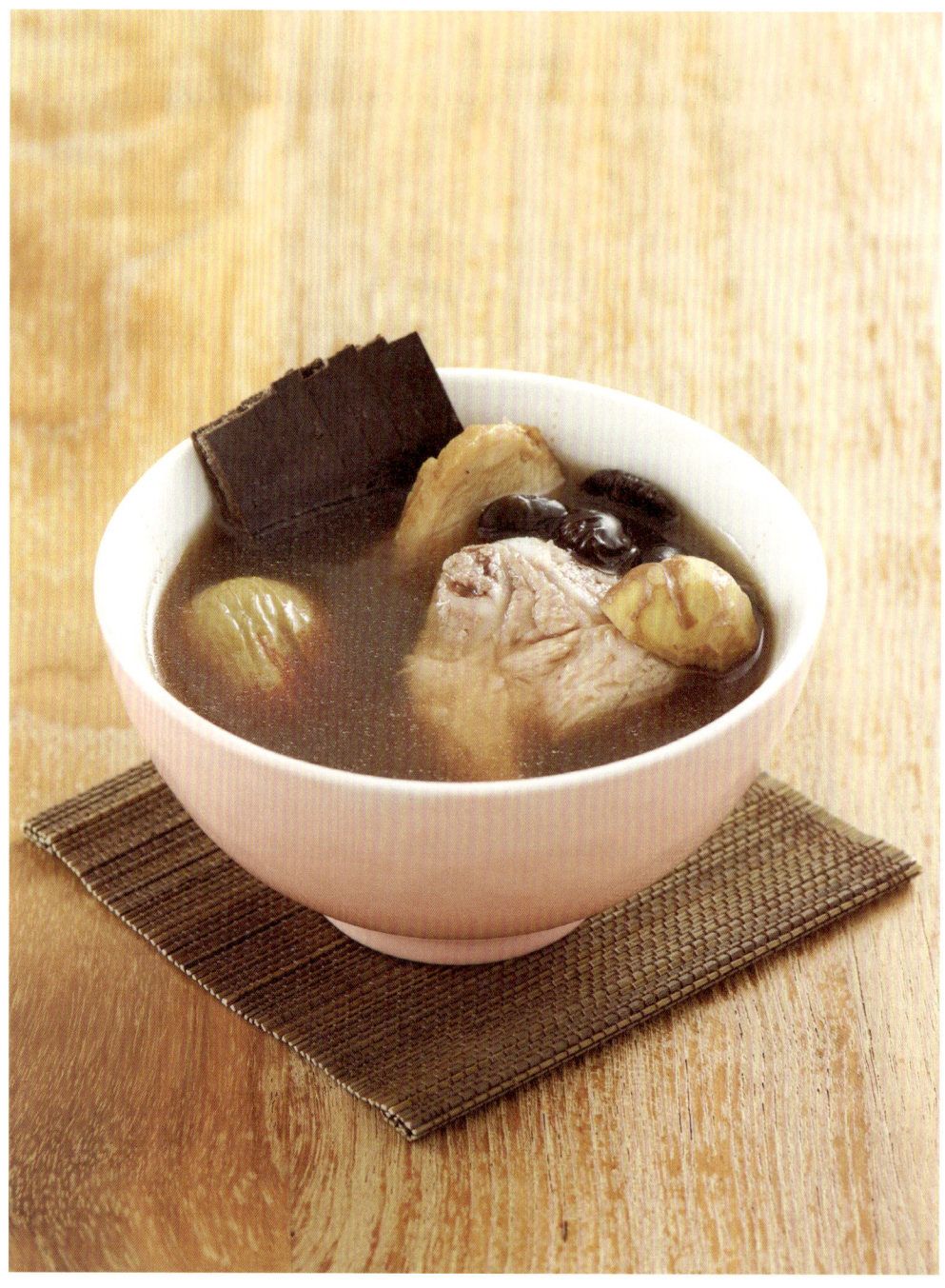

 **材料**

杜仲15克、党参15克、黑豆30克、栗子80克、猪肩胛骨3～5块、蜜枣4枚。

· **Ingredients**

15g eucommia bark, 15g tangshen, 30g black beans, 80g chestnuts, 3-5 pieces of pork shoulder bones, 4 candied dates.

 **做法**

1. 把所有材料洗净备用。猪肩胛骨汆水。栗子去衣取肉洗净备用。
2. 锅中加入2 500毫升水，放入全部材料，武火煮至水滚，改文火煮2小时，最后下盐调味即可。

· **Preparation methods**

1. Rinse all ingredients thoroughly. Blanch the pork shoulder bones. Shell and rinse the chestnuts.
2. Combine ingredients with 2 500ml of water in a pot, and place over high heat until the water boils. Switch to low heat and simmer for an additional 2 hours. Add salt to taste.

 **功效**

补肝肾。缓解腰膝酸软、容易疲倦等症状。

· **Effects**

Reinforces the liver and invigorates the kidneys. Relieves aches and pains in the back and knees and general fatigue.

🍵 **小贴士 / Tips**

杜仲能补肝肾，强筋骨，并有安胎作用。

Eucommia bark reinforces the liver, invigorates the kidneys, strengthens bones and muscles, and protects the fetus in pregnant women.

南瓜金耳红腰豆苹果雪梨素汤

Vegetarian soup with pumpkin, golden fungus, red kidney beans, apples and snow pears

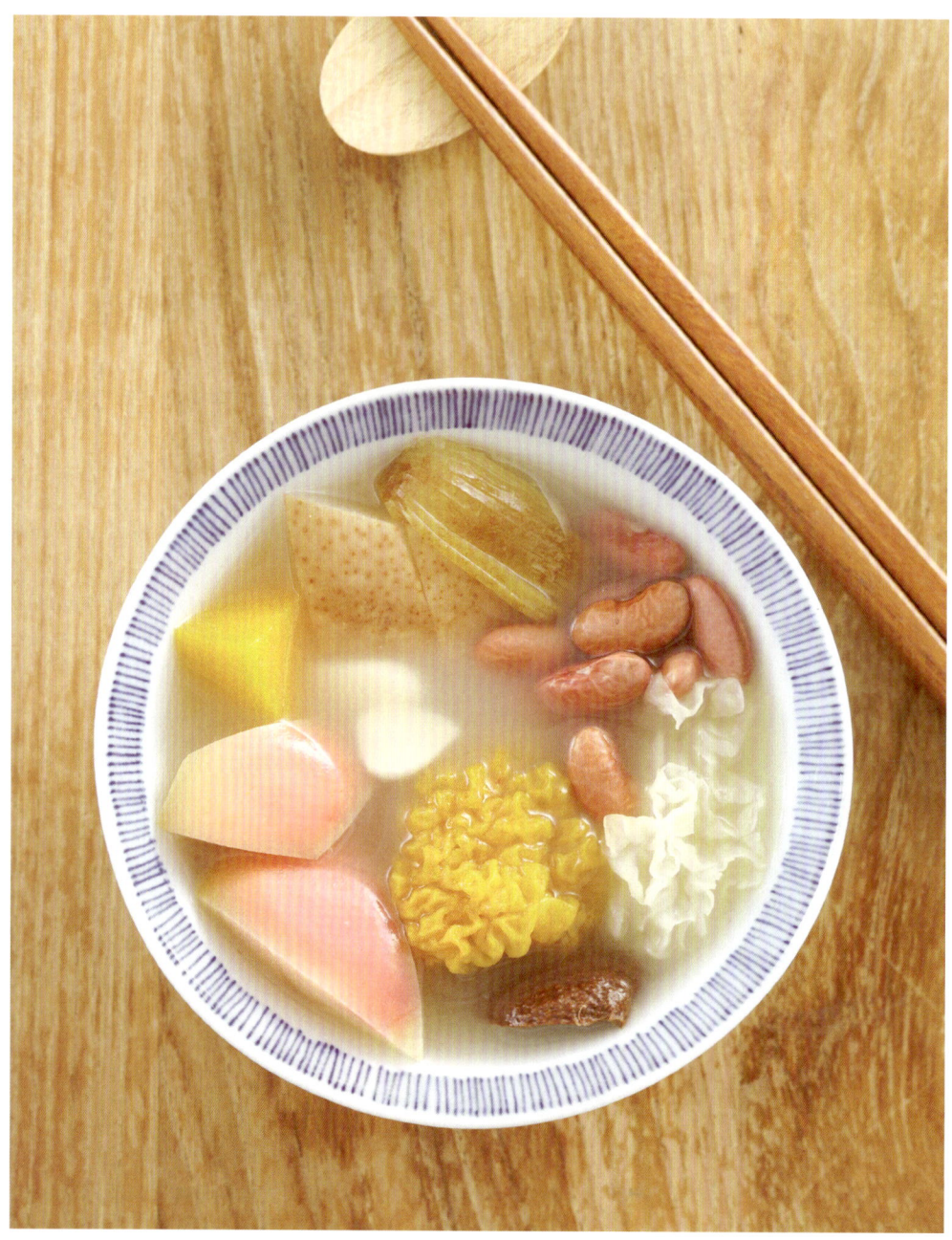

材料

小南瓜1个、野生金耳1~2块、红腰豆30克、苹果（连皮）2个、雪梨（连皮）2个、雪耳1块、陈皮1角、蜜枣3枚、杏仁15克。

· Ingredients

1 mini pumpkin, 1-2 pieces of wild golden fungus, 30g red kidney beans, 2 unpeeled apples, 2 unpeeled snow pears, 1 piece of snow fungus, 1 dried citrus peel, 3 candied dates, 15g almonds.

做法

1. 把所有材料洗净备用。小南瓜去皮去籽，苹果、雪梨连皮去心，切大块备用。
2. 锅中加入2 500毫升水，放入全部材料，武火煮至水滚，改文火煮1.5小时，最后下盐调味即可。

· Preparation methods

1. Rinse all ingredients thoroughly. Remove the skin and seeds from the mini pumpkin, core the apples (with skin) and snow pears (with skin), and cut all three into large chunks.
2. Combine ingredients with 2 500ml of water in a pot, and place over high heat until the water boils. Switch to low heat and simmer for an additional 1.5 hours. Add salt to taste.

功效

润肺美颜。缓解面色苍白、嗜睡、容易出汗等症状。

· Effects

Nourishes the lungs and skin. Improves pale complexion, relieves fatigue and treats excessive sweating.

高丽参枸杞子山药乌鸡汤

Korean ginseng, barbary wolfberry fruit, wild yam and black-boned chicken soup

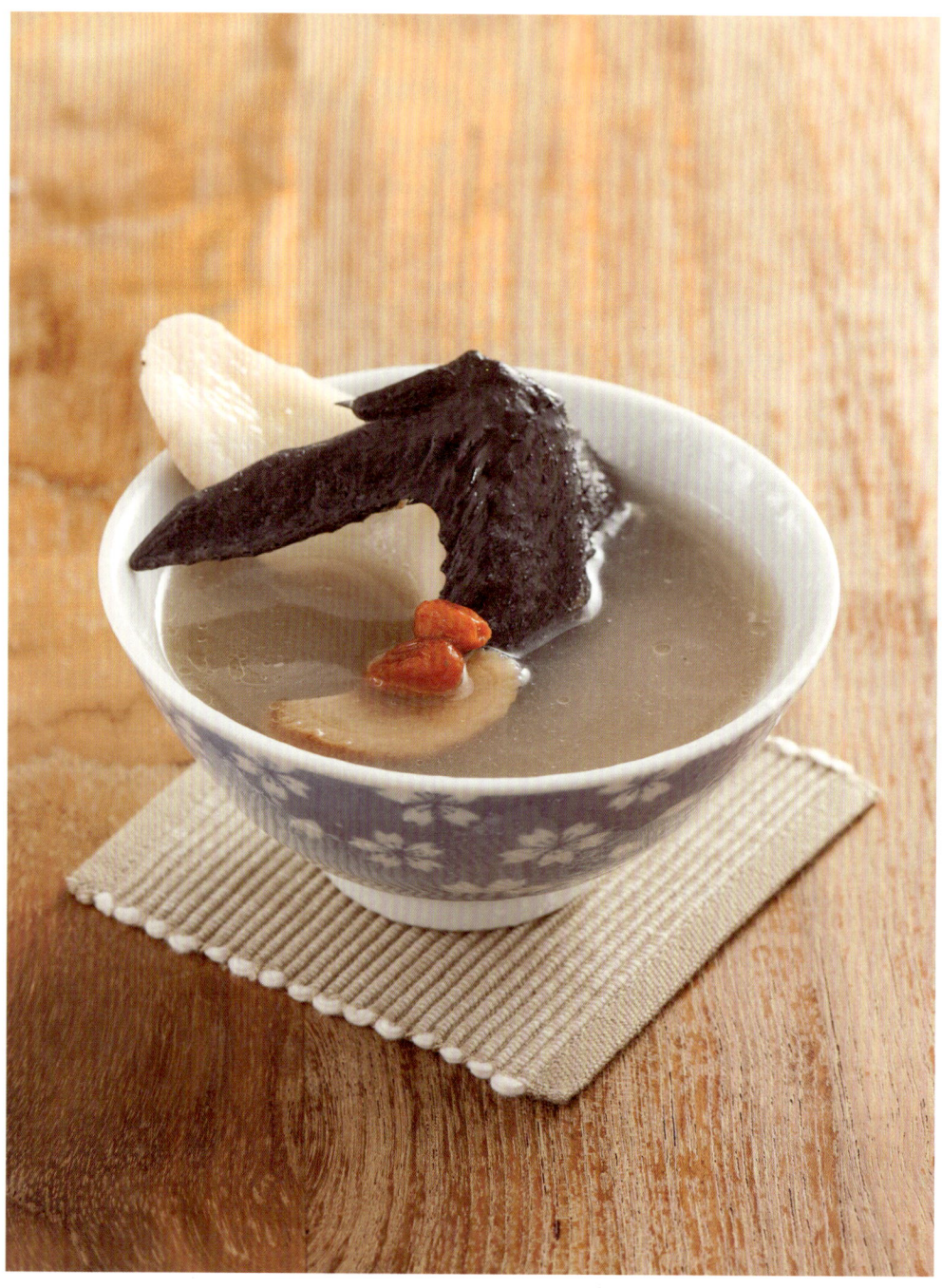

材料

高丽参6克、枸杞子30克、山药（干品）20克、乌鸡1只、陈皮1角。

· **Ingredients**

6g Korean ginseng, 30g barbary wolfberry fruits, 20g dried wild yam, 1 black-boned chicken, 1 dried citrus peel.

做法

1. 把所有材料洗净。乌鸡汆水。
2. 锅中加入2 500毫升水，放入全部材料，武火煮至水滚，改文火煮2小时，最后下盐调味即可。

· **Preparation methods**

1. Rinse all ingredients thoroughly. Blanch the black-boned chicken.
2. Combine ingredients with 2 500ml of water in a pot, and place over high heat until the water boils. Switch to low heat and simmer for an additional 2 hours. Add salt to taste.

功效

大补气血。缓解因气血亏虚而导致的头晕、手脚冰冷等症状。

· **Effects**

Replenishes blood and qi. Relieves dizziness caused by a deficiency in blood and qi, and treats cold hands and feet.

注意

感冒未清者不宜服用此汤。

· **Note**

Not recommended for those still recovering from a cold.

附录一　体质特征综合表及饮食宜忌表

气滞体质

常见特点	<ul><li>经常叹气</li><li>常打嗝或放屁</li><li>情绪郁闷或经常感觉烦躁</li><li>女性经前会乳房胀痛，部分男性有时会睾丸胀痛，或胸胁胀痛</li><li>大便不调，有时便秘，有时大便稀烂</li><li>常不经意干咳，自觉喉咙中有东西卡住，吞不下、吐不出</li><li>精神恍惚</li></ul>
多吃	<ul><li>五指毛桃</li><li>白萝卜</li><li>佛手</li><li>佛手瓜</li><li>玫瑰花</li><li>茉莉花</li><li>桂花</li><li>山楂</li><li>海带</li><li>海藻</li><li>莲藕</li><li>柑橘</li><li>小麦</li><li>陈皮</li><li>蜜枣</li><li>眉豆</li></ul>
少吃	<ul><li>辣椒</li><li>咖喱</li><li>葱</li><li>蒜</li></ul>
饮食注意	<ul><li>少吃辛辣、肥腻、寒凉、刺激性食品</li></ul>

血瘀体质

常见特点	• 容易身体疼痛，痛如针刺，痛处固定不移 • 黑眼圈 • 面色黯淡、唇色紫暗 • 舌下静脉色紫 • 长痤疮后容易留有印痕 • 肢体容易瘀青 • 女性月经多有血块或有痛经，甚至闭经 • 静脉曲张
多吃	• 黑豆 • 山楂 • 益母草 • 白背木耳 • 三七 • 大枣 • 杜仲 • 党参 • 海藻 • 海带 • 紫菜 • 桃子 • 梨子 • 柚子 • 橙子 • 金橘 • 白萝卜 • 茄子 • 木瓜 • 玫瑰花
少吃	• 辣椒 • 咖喱 • 葱 • 蒜
饮食注意	• 少吃辛辣、肥腻、生冷、刺激性食品

痰湿体质

常见特点	• 体形多圆润，肌肉松软 • 食欲减退或无食欲 • 多汗，汗较黏 • 对气温敏感，怕冷也怕热 • 胸闷 • 痰多，口黏 • 容易疲倦，身体如被湿毛巾裹着 • 女性白带量偏多，色白或透明，无味 • 大便较稀烂，臭味不明显	
多吃	• 节瓜 • 白术 • 无花果 • 白扁豆 • 薏苡仁 • 赤小豆 • 绿豆 • 荷叶 • 茯苓 • 芡实 • 山药 • 冬瓜 • 青瓜 • 丝瓜 • 马蹄 • 海蜇 • 白果 • 橄榄 • 大枣 • 胡萝卜 • 莲子 • 陈皮	
少吃	• 雪糕 • 冷饮	• 咖啡 • 奶茶
饮食注意	• 不宜过饱，少吃甜腻、煎炸、滋补食品	

湿热体质

常见特点	• 怕热，容易流汗 • 口苦或口干 • 容易感到胸闷，腹部胀满 • 身体感觉沉重，睡多久还是觉得不够 • 小便量少偏黄 • 大便偏软，会粘着马桶，便后肛门有灼热感 • 大便异常臭 • 多面油，容易长痤疮 • 眼干目赤 • 女性白带量多，偏黄、味重 • 腋下黄汗，味重 • 体味重 • 有口臭 • 有脚气
多吃	• 霸王花　• 芹菜　• 海带 • 冬瓜　• 白菜　• 鸭肉 • 赤小豆　• 西洋菜　• 鹌鹑 • 绿豆　• 苋菜　• 鱼 • 土茯苓　• 通菜 • 薏苡仁　• 丝瓜 • 无花果　• 苦瓜 • 白扁豆　• 青瓜 • 荷叶　• 番茄 • 黄豆　• 莲藕 • 粉葛　• 老黄瓜 • 竹芋　• 西瓜 • 芡实　• 马蹄
少吃	• 咖喱　• 鸡肉 • 葱　• 鹅肉 • 蒜　• 肉桂 • 姜　• 咖啡 • 辣椒　• 啤酒 • 羊肉　• 奶茶
饮食注意	• 不宜过饱，少吃辛辣、甜腻、煎炸、滋补食品

气虚体质

常见特点	<ul><li>面部浮肿，面色偏白，没有光泽</li><li>容易头晕</li><li>气短，声音弱小，说话没力气</li><li>容易感冒</li><li>食欲差，经常感觉疲倦乏力</li><li>腹部经常有胀满感</li><li>多汗，静止时候会流汗，少量运动后也多汗</li><li>心悸，有时会有害怕的感觉，心率会加快</li><li>排便不顺畅甚至便秘，排便时费力，大便质软</li></ul>
多吃	<ul><li>大枣</li><li>龙眼肉</li><li>人参</li><li>花旗参</li><li>党参</li><li>灵芝</li><li>山药</li><li>白术</li><li>大枣</li><li>蜂蜜</li><li>小米</li><li>大麦</li><li>黄豆</li><li>海底椰</li></ul> <ul><li>黄芪</li><li>白扁豆</li><li>马铃薯</li><li>番薯</li><li>栗子</li><li>樱桃</li><li>莲子</li><li>枸杞子</li><li>鸡</li><li>鹌鹑</li><li>芦笋</li><li>芹菜</li><li>芦荟</li></ul>
少吃	<ul><li>马蹄</li><li>柿子</li><li>山楂</li><li>生萝卜</li><li>通菜</li><li>芥菜</li><li>薄荷</li><li>菊花</li><li>胡椒</li><li>苦瓜</li></ul>
饮食注意	<ul><li>饮食不宜太油腻，宜选择容易消化的食物</li></ul>

血虚体质

常见特点	• 心悸，有时会有害怕的感觉 • 容易头晕，脚步轻浮 • 面色偏白，没有光泽，嘴唇色淡 • 脱发 • 指甲容易折断 • 手足麻痹，活动后会有改善 • 皮肤干燥、瘙痒 • 月经不调，月经量少、色淡红，严重者甚至闭经
多吃	• 红豆　　　　　　　• 黑糯米 • 红腰豆　　　　　　• 人参 • 腰果　　　　　　　• 草莓 • 灵芝　　　　　　　• 莲藕 • 蜜枣　　　　　　　• 阿胶 • 黄芪　　　　　　　• 熟地黄 • 党参　　　　　　　• 制何首乌 • 核桃　　　　　　　• 龙眼肉 • 黑豆　　　　　　　• 大枣 • 栗子 • 牛肉 • 羊肉 • 鸡 • 大枣 • 当归 • 红菜头 • 苹果 • 菠菜 • 花生
少吃	• 雪糕 • 冷饮 • 咖啡 • 奶茶
饮食注意	• 多喝汤水、粥品 • 忌生冷冻饮，饮食不宜煎炸、油腻，宜选择容易消化的食物

阴虚体质

体质常见	• 眼干 • 体形偏瘦 • 面部烘热，潮热盗汗（睡眠中出汗，醒来后汗止） • 手足心、心胸烦热 • 口干 • 喜欢喝冷饮 • 小便偏黄 • 大便偏干，呈颗粒状甚至便秘		
多吃	• 百合 • 沙参 • 玉竹 • 海底椰 • 雪耳 • 花旗参 • 石斛 • 雪梨 • 无花果 • 川贝母 • 螺头 • 霸王花 • 罗汉果 • 虫草花 • 冬瓜 • 芝麻 • 蜂蜜 • 牛奶	• 甘蔗 • 苹果 • 葡萄 • 菠菜 • 金针菇 • 海参 • 鸭肉 • 猪皮 • 乌鸡 • 黑木耳 • 杏仁 • 木瓜 • 桑椹 • 天冬 • 麦冬 • 黄精 • 枸杞子 • 枸杞叶	• 黑芝麻
少吃	• 咖喱 • 葱 • 蒜 • 姜 • 辣椒 • 牛肉	• 羊肉 • 鸡肉 • 肉桂 • 咖啡 • 奶茶	
饮食注意	• 多喝汤水、粥品 • 少吃辛辣、偏热性食品		

阳虚体质

常见特点	<ul><li>四肢及身体冰冷</li><li>口淡，不欲喝水</li><li>严重怕冷</li><li>嗜睡，常常提不起劲，懒惰不愿动</li><li>凌晨时分容易腹泻</li><li>面色偏白</li><li>自汗（不因外界环境影响而于日间频频出汗，劳动后更为严重）</li><li>小便量多，排尿时间长</li><li>大便稀烂或内有未消化食物</li><li>肿胀，偏浮肿</li></ul>		
多吃	<ul><li>高丽参</li><li>灵芝</li><li>虫草花</li><li>舞茸菇</li><li>党参</li><li>黑豆</li><li>制何首乌</li><li>红腰豆</li><li>金耳</li><li>大枣</li><li>白背木耳</li><li>冬虫夏草</li><li>南瓜</li></ul>	<ul><li>龙眼</li><li>荔枝</li><li>生姜</li><li>栗子</li><li>松子</li><li>胡萝卜</li><li>韭菜</li><li>枸杞子</li><li>牛肉</li><li>羊肉</li><li>鸡</li><li>鹌鹑</li><li>猪肚</li></ul>	<ul><li>海参</li><li>虾</li><li>核桃</li><li>栗子</li><li>腰果</li><li>花生</li><li>胡椒</li><li>茴香</li><li>白豆蔻</li><li>杜仲</li><li>肉桂</li><li>红酒</li><li>黄芪</li></ul>
少吃	<ul><li>雪糕</li><li>冷饮</li><li>西瓜</li><li>青瓜</li><li>柿子</li><li>丝瓜</li><li>马蹄</li><li>螃蟹</li><li>粉葛</li></ul>		
饮食注意	<ul><li>冬天宜适量进补</li></ul>		

附录二 体质与食物属性对照表

　　每种食物都有独特的属性，简单可分为寒性、热性及平性。大家可以根据自己的体质，并参考以下指引选择食物。

体质	多吃食物	忌吃食物	少吃食物
气滞	平性	热性	寒性
血瘀	平性	热性 寒性	—
痰湿	平性	寒性	热性
湿热	平性	热性 寒性	—
气虚	平性 热性	寒性	—
血虚	平性 热性	寒性	—
阴虚	平性	热性	寒性
阳虚	平性 热性	寒性	—

● 寒性　　● 热性　　● 平性

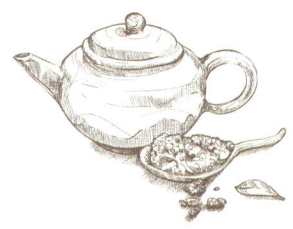

附录三　常见食物属性表

温热性食物

- 炒过的食物
- 干果、果仁
- 酒类
- 烤、焗的食物
- 姜、蒜、辣椒等辛辣食物
- 油炸食物
- 火锅食物
- 咖喱
- 高丽参
- 大枣
- 陈皮
- 枸杞子
- 虾
- 鸡
- 鸡蛋黄
- 牛肉
- 羊肉
- 青口
- 海参
- 栗子
- 花生
- 核桃
- 韭菜
- 洋葱
- 葱白
- 平菇
- 樱桃
- 水蜜桃
- 龙眼
- 荔枝
- 杧果
- 榴莲
- 菠萝
- 柠檬
- 石榴
- 番石榴
- 黄皮
- 西米
- 吐司
- 曲奇
- 薯片
- 巧克力
- 咖啡

寒凉性食物

- 沙拉
- 果汁
- 冰冷食物
- 凉茶
- 螃蟹
- 蚬
- 鱿鱼
- 章鱼
- 鸭
- 鸡蛋白
- 粉葛
- 苦瓜
- 冬瓜
- 青瓜
- 芹菜
- 生菜
- 西生菜
- 西洋菜
- 枸杞叶
- 芥菜
- 菠菜
- 白菜
- 秋葵
- 蘑菇
- 杏鲍菇
- 海带
- 紫菜
- 海藻
- 马蹄
- 竹蔗
- 白茅根
- 白萝卜
- 生番茄
- 绿豆
- 茄子
- 豆腐
- 腐竹
- 生薏苡仁
- 椰青
- 西瓜
- 香蕉
- 橙子

（续上表）

寒凉性食物	• 火龙果 • 哈密瓜 • 蜜瓜 • 西柚 • 柿子	• 柚子 • 李子 • 梨子 • 莲雾 • 凉粉	• 粉皮 • 豆腐花 • 豆浆 • 矿泉水 • 椰奶
平性食物	• 鱼类 • 蒸、煮、焖、炖 的食物 • 鹌鹑 • 猪肉 • 鲍鱼 • 蚝 • 海胆 • 海蜇 • 佛手瓜 • 节瓜 • 翠玉瓜 • 甜椒 • 青豆 • 黄豆 • 红豆 • 眉豆 • 赤小豆 • 豆角 • 蜜糖豆	• 芥蓝头 • 芥蓝 • 菜心 • 椰菜 • 山药 • 椰菜花 • 西兰花 • 胡萝卜 • 黑木耳 • 番薯 • 芋头 • 马铃薯 • 玉米 • 熟番茄 • 干香菇 • 姬松茸 • 茶树菇 • 莲子 • 芡实 • 雪耳	• 白饭 • 红米 • 糙米 • 燕麦 • 面条 • 意大利粉 • 通心粉 • 酸黄瓜 • 青梅 • 蓝莓 • 牛油果 • 无花果 • 苹果 • 木瓜 • 红葡萄 • 黑葡萄 • 青葡萄 • 蜂蜜